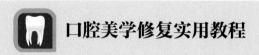

口腔美学修复实用教程

口内数字印模技术

Intraoral Digital Impression Technique

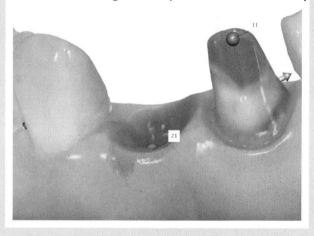

主 编 刘 峰 余 涛

编 者 (以姓氏笔画为序)

师晓蕊 刘 星 刘 峰 刘欣然

李 祎 余 ⋯⋯

人民卫生出版社

·北京·

图书在版编目(CIP)数据

口内数字印模技术 / 刘峰, 余涛主编. —北京: 人民卫生
出版社, 2023.8
口腔美学修复实用教程
ISBN 978-7-117-35064-8

Ⅰ.①口… Ⅱ.①刘… ②余… Ⅲ.①数字技术-应用-
牙体-修复术-教材 Ⅳ.①R781.05-39

中国国家版本馆CIP数据核字(2023)第135276号

| 人卫智网 | www.ipmph.com | 医学教育、学术、考试、健康，
购书智慧智能综合服务平台 |
| 人卫官网 | www.pmph.com | 人卫官方资讯发布平台 |

口内数字印模技术
Kounei Shuzi Yinmu Jishu

主　　编：刘　峰　余　涛
出版发行：人民卫生出版社（中继线 010-59780011）
地　　址：北京市朝阳区潘家园南里 19 号
邮　　编：100021
E - mail：pmph @ pmph.com
购书热线：010-59787592　010-59787584　010-65264830
印　　刷：天津市银博印刷集团有限公司
经　　销：新华书店
开　　本：710 × 1000　1/16　印张：8
字　　数：144 千字
版　　次：2023 年 8 月第 1 版
印　　次：2023 年 8 月第 1 次印刷
标准书号：ISBN 978-7-117-35064-8
定　　价：69.00 元
打击盗版举报电话：010-59787491　E-mail：WQ @ pmph.com
质量问题联系电话：010-59787234　E-mail：zhiliang @ pmph.com
数字融合服务电话：4001118166　E-mail：zengzhi @ pmph.com

主 编 简 介

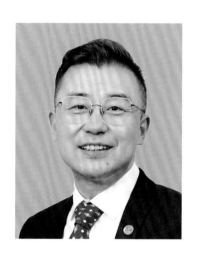

刘峰　主任医师
北京大学口腔医院门诊部副主任、门诊部培训中心主任、综合科主任
北京大学口腔医院毕业后教育管理委员会委员
北京大学口腔医院继续教育管理委员会委员

国内学术兼职
全国卫生产业企业管理协会·数字化口腔产业分会(CSDDI) 会长
国际种植牙医师协会(ICOI)·中国专家委员会 副会长
中华口腔医学会·口腔美学专业委员会(CSED) 常务委员
中华口腔医学会·口腔种植专业委员会 委员
白求恩精神研究会·口腔医学分会 常务理事

国际学术兼职
欧洲美容牙科学会(ESCD)执行委员会委员 兼 中国区主席
国际数字化牙科学会(DDS) 中国区主席
International Journal of Prosthodontics、*International Journal of Esthetic Dentistry* 编委
International Journal of Computerized Dentistry 审稿人

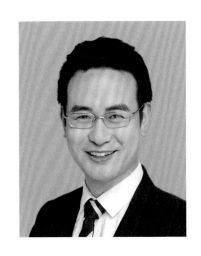

余涛　博士
北京大学口腔医学博士
北京大学口腔医院门诊部综合科主治医师
瑞士日内瓦大学访问学者

国内学术兼职
北京口腔医学会数字化口腔医学专业委员会　委员
全国卫生产业企业管理协会·数字化口腔产业分会(CSDDI)学术秘书

国际学术兼职
国际数字化牙科学会(DDS)中国区委员、学术秘书

参编《中国口腔数字化——从临床技术到病例精选》《美学区种植——从设计理念到临床实战》《椅旁数字化修复实战——从入门到精通》《口腔数码摄影——从口腔临床摄影到数字化微笑设计(第3版)》等临床专著。

序 一

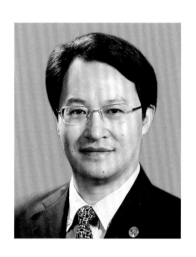

　　数字化是当今社会发展的重要驱动力,也是口腔医学各个领域快速发展的重要驱动力。

　　数字化进入口腔医学由来已久,从最开始的CAD/CAM数字化设计和加工技术,不断扩展,至今已经渗透口腔医疗各个领域中,被广泛地用于各类精准的口腔颌面部手术规划与引导、数字化正畸、复杂口颌系统问题分析、远程会诊等。几乎可以说数字化的影子已经无所不在,我们已经进入数字化口腔医学时代。未来数字化技术与基因工程、组织再生、人工智能、虚拟现实、新一代通信技术等深度融合,还会带来更多智能化、自动化、远程、精准的医疗技术。

　　口内数字印模技术,是一项非常基本的口腔数字化技术。大量的口腔数字化诊疗工作都需要从口腔数字印模技术所获取的数据资料开始,因此我们经常说口腔数字印模技术是口腔数字化的重要入口。

　　口内数字印模技术目前在我国的普及速度非常快。2022年初,国家卫生健康委国际交流与合作中心主导进行过一次有关口内光学扫描系统(简称"口扫")应用的线上调查和线下评测活动,这个活动是由本书的主编刘峰教授作为专家组组长,我受邀担任质控专家。这项线上调查的结果显示,76.3%的受访者都使用(接触)过口扫,其中多数受访者日常工作口扫占总印模比例超过四成，20.1%的受访者口扫比例超过八成。这些数据有些超乎我们的想象，代表着口内数字印模技术的快速普及。

在这个调研中也显现出了一个问题，就是很多医生购买了口扫之后并不会用，导致一部分口扫设备闲置、没有很好地发挥其功能。因此，主创团队决定编写这样一本通俗易懂、极富临床指导意义的"小册子"，这是非常有意义的。

北京大学口腔医院一直是口腔数字化发展的先行者和主力军，2011年北大口腔建立了口腔医学领域唯一的口腔数字化医疗技术和材料国家工程实验室，依托这一平台实现了自主研发技术突破，打破了多项国外产品的垄断，成功实现了科研成果向成熟产品的转化。

刘峰教授和他的团队也是北大口腔数字化团队中的重要成员，他们在数字化技术的应用、普及、推广中做了非常多的实际工作，在口腔医学领域具有非常深厚的群众基础，可以很好地将北大口腔的先进理念、先进技术高效传递给广大同仁，为口腔数字化的发展贡献了自己的力量。

这本"小册子"是延续了十年前刘峰教授团队的"口腔美学修复实用教程"系列丛书，这套丛书以往的每一本都非常受欢迎，一直到现在都在不断销售，帮助着一批又一批的年轻同仁成长。相信这本《口内数字印模技术》也一定会延续以往的成功，帮助更多同仁快速掌握正确应用口扫的基本原则、实用技术，为促进口腔数字化的进一步发展助力！

周永胜

北京大学口腔医院 党委书记

国家口腔医学中心 副主任

中华口腔医学会口腔修复专业委员会 副主任委员

2023年6月9日

序 二
——迎接一个全新的时代

2023年，注定是一个全新时代的开始。

2023年1月，本人的第50个生日，代表个人的"50后"新时代的开始，这提醒了自己，无论自我认知如何，时间总是在飞快流逝，我和我的小伙伴们已经不再年轻；2023年4月，种植集采政策落地，其他相关政策也正在赶来的路上、跃跃欲试，政策对于专业、行业的影响无须赘述，无论我们如何创新、破局，也要接受我们的专业和行业终于和整个社会经济的发展同步了；2023年5月，就在这本书的书稿即将交出的前几天，北京大学口腔医院启动了新一届领导班子的换届动员，上一届的院领导在我们眼中还都是正当年，相信未来在更高的平台能够为行业做出更重要的贡献，也相信新一届更年轻的领导集体，可以继续带领北大口腔在全新的时代继续策马扬鞭。

2023年5月底，我们团队同期正在编写的《垂直型牙体预备和生物导向预备技术(BOPT)》也交稿了，希望这又是一个全新时代开启的标志。垂直型牙体预备和生物导向预备技术(BOPT)都不是全新的概念、全新的技术，它们一直存在于教科书、参考书中，只是很少被同仁们所重视，尤其是在美学区，很少被人提及。然而在最近十余年，国内外越来越多的临床医生、专家学者都注意到，水平型牙体预备似乎不是必然的选择了。这是由于口腔修复材料的快速发展、口腔数字化加工技术的迅猛发展，原有的很多传统理念被挑战、被突破；之后我们发现，在全新的时代，很多我们原来固守的"标准"其实已经成为"经典"和"传统"，到了迎接全新时代的时候了。

2023年4月，我们还出版了一本《中国口腔数字化——从临床技术到病例精选》，这本书是由近百名口腔数字化专家共同完成的，是大家共同的智慧和经验的结晶。在这本书中，我为"篇首语"所确定的名字是"让我们拥抱这个时代"。这本书是在2019年底开始策划组织的，时隔3年半，在2023年4月才得以面世。这三年半，恰逢每个人人生中都非常特殊的三年，2023年的时代和2019年的时代已经完全不同。

　　无论如何，一个全新的时代已经到来，犹豫、退缩是没有意义的，我们还是要勇敢向前，迎接新的时代，接纳新的时代，顺应时代的发展，在可能的情况下引领时代的方向。

　　终于，我们团队这本小开本的专业参考书《口内数字印模技术》也在2023年6月份交稿了。2014年，十年前，我们团队出版了一本《精细印模技术》，向大家介绍了那时被认为是标准的、规范的，甚至还有点"高大上"的硅橡胶印模技术。十年前的序，我们用的题目是"致一项终将成为历史的技术"。那时我们就提到，随着数字化技术的快速发展，物理印模技术在今后会被数字印模技术所替代；2023年，十年后，《口内数字印模技术》又要和大家见面了。今天的时代，已经是口腔数字化蓬勃发展的全新时代，而口内数字印模技术作为口腔数字化的最基本入口，已经大有替代传统印模技术的趋势。虽然受一些技术瓶颈所限，目前还未能"完全替代"，但相信最终"完全替代"也只是时间的问题。

　　希望这本书中所介绍的理念、技术和实用小技巧，能帮助大家更轻松、更便利地完成好临床工作，为患者带来更微创、更舒适的治疗过程，以及可确信、可预期的治疗效果，为广大同仁们所从事的口腔医学治疗领域打开全新的时代。

刘　峰

2023年6月10日

于北京

序 三
——感恩这个时代

当最初得到我们团队关于口扫的第一本临床参考书将交由我作为共同主编这一消息时，我是既惊讶又惊喜的，惊讶于这个时代对年轻声音的包容与鼓励，惊喜于自己在数字化口腔医学方面的努力得到了一定的肯定。

工作之初，我就踏上了团队中数字化口腔医学的道路，彼时国内刚开始提及数字化时代将要到来。有幸乘上数字化口腔医学快速发展的东风，我能运用到很多数字化新理念、新技术。临床上的初生牛犊不怕虎，也确有与虎一战之力。我切身体会到数字化技术对年轻人的"特别关照"。每一项数字化技术都是前辈们大量心血与经验的结晶，它能够帮助经验不足者迅速缩小与经验丰富者之间的差距，使临床治疗变得更可预测，操作更加准确，令患者的体验感更好、对医生的信任度也更高。至现在，我的很多临床经验都是在数字化体系中建立的。非常感恩这个数字化高速发展的时代，让我有机会站在巨人肩膀上看得更远，做得更好！

2013年，刘峰老师在《精细印模技术》一书中就把物理印模称为"一项终将成为历史的技术"，我们团队也笃定地认为口内数字印模在持续不断地替代物理印模。但不同时间点的替代情况如何呢？

2016年至2017年，我刚涉足数字化种植时，发现口扫、CBCT、导板软件、打印/切削设备之间还有很多是不兼容的；种植扫描杆、钛基底的数据库不全，订货经常短缺；我自己接受无托槽隐形矫治时，还因专用口扫设备不足而寄送了一次硅橡胶印模。数据不兼容，数据库不完善，设备不普及，那个时候口内数字印模使用是受限制的。

2022年，我作为工作秘书参与了卫生健康委国际交流与合作中心主导的中国市场口扫调研与评测。当时新型冠状病毒感染高峰还未结束，但同行们对口扫的热情正盛，将近20个专家团79名口腔医学专业人员积极响应，在两周内就分批完成12款口扫的评测，同时感受到寻找口扫操作不熟练者(仅偶尔使用口扫)似乎比熟练者(近1年口扫制取印模比例50%以上)更困难，当时我们就知道，口内数字印模已经获得广泛的认可,在很大比例上替代了物理印模。但同时调研的结果还显示很多受访者买了口扫却不会用、用不好,设备闲置。因此,写一本临床参考书总结我们团队关于口内数字印模技术的认识,在现在这个时间点是很有必要的。

感恩这个时代对年轻人的包容与鼓励,让我有广阔的天地施展拳脚!

近两年,我也参与了北大口腔住院医师规范化培训修复专业临床带教,见到更年轻的医生们对数字化技术表现出浓厚的兴趣,对新技术的接受度高、学习速度快,能够充分发挥数字化技术的长处,独立完成很好的数字化修复病例。

感恩这个数字化新时代,让"后浪"们跑得更快,为口腔医学的发展储备了深厚的新生力量!

最后,感恩在这个讲究团队合作的时代,我幸运地身处一个合作完美的团队——北京大学口腔医院刘峰口腔美学和种植团队。本书是经过团队的共同努力而成稿,希望本书能够帮助广大同仁更轻松地用好口扫,开拓数字化口腔医学新征程。

余 涛

北京大学口腔医院 门诊部综合科

2023 年 6 月 10 日

于北京

前　言

　　口内数字印模是数字化口腔医学最重要的入口之一，经过便捷的制取过程后能够即刻、准确地反映口腔内基本情况，精确提取牙齿排列形态、牙体预备效果、种植体位置与角度等信息，是通过数字化手段完成各项口腔医学诊断、治疗的重要前提。

　　本书首先简要地回顾了口内数字印模的发展，阐述了目前的普及性以及系统学习相关知识的必要性。了解原理有助于读者处理一些临床工作的细节，有助于深入探究口内数字印模技术准确度、操作性等。口内数字印模具备高效、舒适、安全、便于交流、易储存、易比较、学习曲线短等优势；相关设备还具有多种辅助功能，可以提高扫描能力或者获取多元化数据，这些内容都在第二章进行了详细介绍。

　　只有准确的印模，才能制作出良好的修复体。第三章详细讨论了口内数字印模技术在不同临床情况下目前能达到的准确度，同时客观地分析了相关的影响因素，便于读者合理地临床应用口内数字印模技术。制取口内数字印模是有一定临床操作规律与原则可循的，第四章从设备准备、临床准备、制取过程、检查、数据储存与发送等方面，翔实地阐述口内数字印模的基本操作流程和相关技巧，帮助读者采集最基本的口内数字印模。

　　固定修复和种植修复是口内数字印模最重要、最常见的应用，美学区这两类修复都经常涉及多个较深的完成区域以及个性化的软组织形态，使用口内数字印模的裁切、锁定、补扫、复制等功能，可以有效应对此类问题，在第五章对这一类操作技术进行了详细的阐述。第六章补充了口内数字印模在虚拟患者、数字化引导手术、正畸、牙周、活动修复、科研等方面的应用，拓展读者的视野，全方位熟悉口内数字印模的应用。最后一章则是论述了目前口内数字印模的局限性以及未来发展趋势，有助于读者客观地认识这项技术。

　　希望通过本书对于口内数字印模技术的详尽分析与介绍，帮助还未使用该技术的口腔医学从业者或者刚刚接触这一技术的专业人员了解这一技术的优势，快速学会如何正确制取口内数字印模；协助有一定经验的从业者更加熟练、规范地使用口内数字印模解决各类临床问题。

　　口内数字印模硬件和软件的发展都非常快速,各个品牌产品有相似、有差异。为了便于读者理解,本书中大部分图片素材以一个品牌为主,未来我们也将跟随整个产业产品体系的快速迭代,不断修订本书的内容和图片,与时俱进,帮助更多的同仁通过口腔数字印模这一入口,进入口腔数字化医疗的大门。

编者
2023年6月25日

目　录

扫描二维码观看网络增值服务：

1. 首次观看需要激活，方法如下：①刮开封面带有涂层的二维码，用手机微信"扫
一扫"，按界面提示输入手机号及验证码登录，或点击"微信用户一键登录"；
②登录后点击"立即领取"，再点击"查看"即可观看网络增值服务。

2. 激活后再次观看的方法有两种：①手机微信扫描书中任一二维码；②关注"人卫
助手"微信公众号，选择"知识服务"，进入"我的图书"，即可查看已激活的网络
增值服务。

第一章 口内数字印模技术的快速普及

    口内数字印模操作简便、数据准确、舒适度高，已经成为一项热门的数字化技术，被广泛应用于口腔临床工作，近年来有逐渐取代传统印模的趋势。医生、护士、技师等口腔从业者都可能使用口内数字印模技术。但传统口腔医学教育包含的相关内容较少，系统学习有利于更规范地使用口内数字印模，充分发挥其优势。

随着当今时代科学技术突飞猛进,制造业与新兴数字化技术深入融合成为社会发展的重要推动力,数字化技术的发展与应用也成为了口腔医学科学与实践的核心创新力之一。口内数字印模是采用口内光学扫描系统(简称"口扫")直接光学扫描牙列、牙槽嵴黏膜、种植扫描杆等,并通过计算机软件整合、重建得到的三维数据。

数字印模作为数字化口腔医学技术的重要入口之一,已经从最初少数专家探索尝试的复杂技术,逐渐演变成如今备受关注的临床基本技术,其设备产业化发展、临床应用比例、功能多样化等方面发展都非常迅猛。

一、口内数字印模技术的发展和设备产业化进展

20世纪80年代,第一套商业化的椅旁数字化修复系统进入临床,为牙体缺损修复打开了一个新的世界。不过那时的口内数字印模操作烦琐、速度缓慢,设计与加工能力也都很有限。进入21世纪后,世界范围内的许多设备研发生产厂商加大了口扫研发的投入,使得口内数字印模操作越来越简便、准确度越来越高。尤其近10年,口扫设备的发展突飞猛进,目前临床上应用的口扫设备基本都已无须喷粉,并且都已经是彩色扫描;同时,国内自主品牌也取得诸多成果,涌现出多种优秀的口扫产品。

随着我国数字化口腔诊疗工作需求逐渐增大,口内数字印模技术的临床应用越来越普遍,在临床工作中应用的口扫产品越来越多,目前已经有十余个自主、进口品牌的产品可以选择(表1-1)。

表1-1 目前我国临床应用的主要口扫品牌及产品

品牌中文名	品牌英文名	主要口扫型号
3Shape	3Shape	Trios 5、Trios 4、Trios3
爱齐	Align	iTero Element 5D Plus、iTero Element 5D
博联众科	BLZ Tech	INO100
登士柏西诺德	Densply Sirona	CEREC Primescan、CEREC Omnicam
菲森	Fussen	S6000
蓝野	Runyes	IOS-11
朗呈	Launca	DL-202
美迪特	Medit	i700、i500
频泰	Freqty Technology	PANDA P2、PANDA P3、PANDA P4、PANDA P5
普兰梅卡	Planmeca	Emerald
锐珂	Carestream	CS3600、CS3700
先临三维	Shining 3D	Aoralscan 3、Aoralscan 2

注:按品牌中文名排序,但3Shape没有正式中文名。

二、口内数字扫描临床应用比例的快速提高

　　2022年国家卫生健康委国际交流与合作中心主导的一项线上调查显示，我国76%的口腔医学从业者都接触过口扫制取口内数字印模，与2022年奥地利学者在牙科从业者中的调查结果接近(78.8%)，超过2021年美国牙科学会在其会员中的调查结果(53%)，这代表着口内数字扫描技术在我国口腔医生中具有很好的认知基础。

　　这个调研结果还显示，54.7%的口扫用户使用口扫制取印模的比例占总印模比例的40%以上，20.1%的口扫用户使用比例已超过80%，这说明口内数字印模呈现出代替传统印模的趋势，很大的原因在于口内数字印模的准确性、便利性、舒适性等优势已经逐渐得到临床医生的广泛认可。

　　几乎所有的口腔医学临床学科都有口内数字印模技术的用武之地，其中修复、正畸、种植这几个专业是口内数字印模最常见的临床应用范畴。据调查，此三个专业的从业者有80%在临床上都或多或少地应用口内数字印模。

三、口内数字印模设备的功能多样化发展

　　口腔专业的各种治疗都可能应用到数字印模，例如牙齿修复、种植、正畸、各类手术导板等；数字印模融合其他数字化数据，如CBCT、面扫数据等；可以为临床分析、诊断、设计提供非常直观的素材和效果，其方法一般是匹配牙列上的标志点，选择牙尖、切角或者人工增加的明显的标志点。目前也有部分软件匹配的智能化程度比较高，可以自动匹配数字印模和CBCT；另外，电子面弓记录下颌运动时所带有的下颌牙列坐标信息，也可以与数字印模匹配在一起，使咬合诊断和设计可以更加准确(图1-1)。

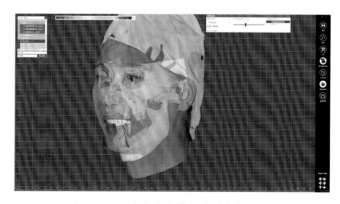

图 1-1　口内数字印模与多种数据融合

　　虽然将传统的物理印模进行数字化,也可以进行各类数字化诊断与设计,但直接的数字印模则可以带来更便利的操作流程,在大部分情况下可以更好地避免误差、获得更高的精确性。口内数字印模目前已经在一定比例上取代了传统印模,相信随着技术的不断提升,数字印模能够进一步提升其性能、解决目前存在的不足,在未来将在极大比例上替代传统物理印模。

　　口内数字印模具备无创伤、应用便捷等特性。实际工作中,除了医生以外,目前部分口腔专科护士、口腔技师也可以协助医生制取口内数字印模,提高临床工作效率。临床口腔工作中医、护、技三个职业都有必要掌握或至少了解口内数字印模技术。

四、系统学习口内数字印模技术的必要性

　　口内数字印模在几乎所有口腔医学二级学科中都有应用,熟练掌握口内数字印模技术对每个口腔医师都是有所裨益的。

　　但是对于很多临床医生来讲,"不会用"或者"用不好"仍然是阻碍口内数字印模临床应用较大的阻力,这说明针对口内数字印模技术的教育培训还比较欠缺。从全国范围看,目前在各大高校学历教育中包含的数字化内容比例整体仍然较低,将口内印模技术应用列为必修课程的院校罕见。在校医学生和年轻医生能接触的口内数字印模的机会相对较少;而在继续教育中,针对口腔数字印模技术的专门教学培训力度不足,现有使用培训基本为生产或销售企业针对产品本身提供的碎片化实操培训,缺乏系统性和理论性,容易造成使用者难以完全正确地应用口扫设备,或者无法充分发挥设备和软件的相关功能;另外在这一领域系统的专业参考图书较少,也无法完全满足临床医生进行必要的自学提高的需求。

　　然而,口内数字印模技术是一项精密的临床技术。制取口内数字印模虽然越来越简便,但也有其自身必要的原则,也需要相应的技巧,如果获取的口内数字印模不合格,就会影响后续治疗。比如印模不清晰导致修复边缘不密合破坏牙周组织健康(图1-2);制作数字化导板若采用不完整的印模,则存在就位不完全的可能,导致数字化引导不准确甚至手术失败等(图1-3)。

　　因此,临床医生必须要认真、系统地学习口内数字印模的相关知识,牢牢把握口内数字印模制取的基本原则,做好充分的取模前准备工作,采用一定的操作技巧,才能高效地获得准确、清晰、完整的口内数字印模。

　　近年来,国内各大口腔医学院校逐步加大了在数字化口腔领域的人才培养力度,例如北京大学口腔医院已连续多年将数字化口腔医学纳入研究生培养

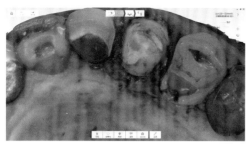

图 1-2　预备体完成区域不清晰

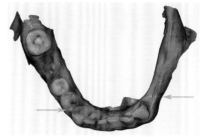

图 1-3　用于制作种植导板的口内数字
印模不合格
44、43之间不清晰，左下后牙术区牙槽嵴
印模不完整

课程，口腔虚拟仿真试验教学是最早获得教育部国家级一流本科课程的数字化教学课程，多年在该领域的深耕也促进了教育、科研、转化、诊疗方面的全面发展，是数字化口腔医学教育的典范。相关行业协会、专业学会也在牵头组织，根据不同临床应用场景、不同层级的专业人员，编制系统规范的培训课程，提供标准化操作流程，保证临床操作规范，保障诊疗质量；进一步搭建企业和专业交流的平台，建立相关数字化技术的推广应用示范基地，支持优秀产品的推广应用、人才培训以及行业调研。相信在各方的积极努力推进之下，口内数字印模技术的应用会进一步规范化，充分发挥其优势，促进临床工作的开展。

第二章　口内数字印模技术的基本认识

口内数字印模取像原理主要有共聚焦显微成像、三角测量、主动波阵面采样、光学相干断层扫描等，了解取像原理才能对相关设备与技术有更深入的理解。

与传统物理印模相比，口内数字印模效率更高，患者体验更舒适，非接触式的制取方式使之安全性更高，以计算机文件形式呈现使之更便于交流、更方便储存和比较，软硬件功能的改善使之更容易被掌握。

合理运用设备的各项辅助功能，可以有效提高口内数字印模制取的速度和准确度，同时获取丰富的数据辅助临床诊断与治疗。

一、口内数字印模技术的基本原理

口内数字印模技术是在患者口内直接获取口腔内软硬组织形态学信息的技术,多数设备还可以同时获取软硬组织的色彩学信息。

口内数字印模技术的取像原理主要包括:共聚焦显微成像技术(confocal microscopy)、三角测量技术(triangulation)、主动波阵面采样技术(active wavefront sampling,AWS)、光学相干断层扫描技术(optical coherent tomography,OCT)等等。

(一)共聚焦显微成像技术

共聚焦显微成像技术(confocal microscopy)利用放置在光源后的照明针孔,和放置在检测器前的探测针孔,实现点光源和点探测。照明针孔与探测针孔对被探测点来说是共轭的,仅有焦平面上的反射光能通过探测针孔在探测器上成像,非聚焦范围的反射光线均被阻挡而不成像,从而仅获得该焦平面上牙齿的形貌,形成一张二维图像。然后通过逐层扫描,获取牙齿不同深度的焦平面形貌数据,从而构建出牙齿的三维形貌(图2-1)。

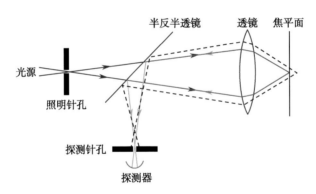

图 2-1 共聚焦显微成像技术原理

Trios系统(3Shape)(图2-2,图2-3)的取像原理是基于共聚焦显微成像技术,并且改进性地加入了特殊的光路振荡系统,使其即使不改变扫描头与牙齿的相对位置,焦平面也会周期性地自动变换,聚焦成像,实现牙齿不同层面的动态连续扫描及三维成像,这样可以大幅提高扫描效率,这个技术被命名为"超快速光学分割技术"(ultrafast optical sectioning)。

iTero系统(爱齐)采用的是平行共聚扫描原理,即同时采集大量平行光斑信息,最快大约40ms可以采集超过200张图像,保证高信号质量的同时也具备快速的扫描能力。

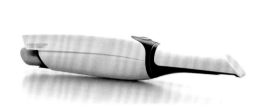

图 2-2　3Shape Trios4扫描仪

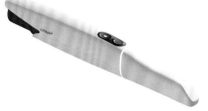

图 2-3　3Shape Trios5扫描仪

（二）三角测量技术

三角测量技术(triangulation)是一种广泛应用于收集三维物体形状数据和构建数字三维模型的非接触技术。三角测量技术的基本原理，是激光器发射激光投射到被测物表面反射后，经过透镜，在图像传感器上成像，最后通过光路图几何计算得出被测点的三维坐标信息(图2-4)。

该技术扫描速度快，是应用最广泛的口扫原理。比如CEREC Primescan(登士柏西诺德) (图2-5)和Aoralscan 3(先临三维) (图2-6)等常用设备均属于三角测量技术。

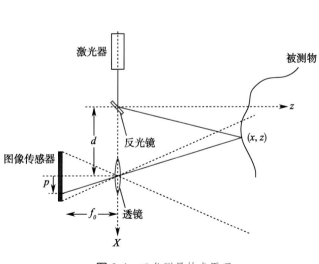

图 2-4　三角测量技术原理

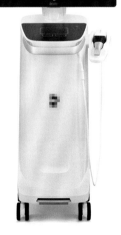

图 2-5　登士柏西诺德
CEREC Primescan

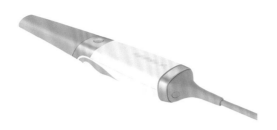

图 2-6　先临三维 Aoralscan 3

（三）主动波阵面采样技术

主动波阵面采样技术(active wavefront sampling，AWS)的成像原理，是利用设置在采样光路中的旋转偏心孔装置，过滤牙齿上被测点的反射光线，并在成像平面内形成圆形轨迹的失焦图像，通过测量失焦图像半径，结合已知光路系统参数，计算获得牙齿表面被测点的空间坐标。偏心孔装置的光线过滤作用可以很好地防止牙齿表面不同区域的图像重合，从而提高图像的空间分辨率。Lava C.O.S.(3M)数字扫描设备融合了结构光投影技术和主动波阵面采样技术。

（四）光学相干断层技术

光学相干断层技术(optical coherent tomography，OCT)是一种非接触、高分辨率层析和生物显微镜成像设备。OCT设备中的干涉仪将一个宽带源场分成一个参考场和一个采样场，将扫描光学结构和物镜聚焦到组织表面以下的某个点，从组织会散射回来一个改变的采样场，与原采样场在光电探测器上形成干涉条纹，读取干涉条纹输出影像数据。 E4D(Planmeca)的取像原理就是基于光学相干断层技术和共聚焦显微技术。

二、口内数字印模技术的优势

（一）高效性

传统硅橡胶印模或者聚醚印模的制取需要一定的时间，制取后需要静置一段时间才能灌制石膏模型，之后石膏需要再等待一段时间才能固化、脱模，整体耗时较长；一旦发现问题，就需要所有阶段从头开始，将会耗费更多的时间成本和人力成本(图2-7，图2-8)。

而制取口内数字印模则不需要过多的工作时间和等待时间，根据《2022年中国口腔用口内光学扫描系统应用现状调研与评测报告》，操作熟练者使用多种口扫制取上下颌口内数字印模的平均总体操作时间(包括建立扫描订单和数

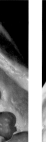

图 2-7 硅橡胶印模

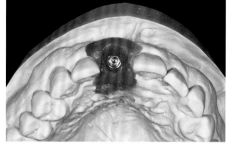

图 2-8 石膏模型

据后处理)都不超过5分钟,比上下颌两次硅橡胶印模或者聚醚印模材料的固化时间还短,相较前述制取印模和模型灌制、脱模的总体时间极大程度缩短,明显提升了工作效率。

即使是经验并不十分充足的操作者,采集数字印模这一过程的时间略长,但整体工作的时间仍然会低于传统印模。有报道认为,应用数字印模过程中,就算存在一些问题需要补扫或者重扫,但总体花费的时间仍然更低;而对于熟练的操作者来说,数字印模一次完成的成功率非常高,整个过程需要花费的时间明显少于传统印模。

对于牙列相对完整、咬合稳定的牙列,如果是单个牙修复或跨度较小的固定修复,只需要部分牙弓的数字印模即可,无须采集全牙弓的印模,在扫描界面中可以看到扫描时间不足1分钟(图2-9);在发现制取的印模存在缺陷时,操作者可根据口扫系统实时显示的扫描结果,对缺陷区域补充扫描即可,而无须重复整个印模过程;对于需要制取术前印模、术中印模、参考印模等多次印模的患者,可以采取局部去除工作区、补扫工作区的方式,提高印模制取的效率,同时提高多次印模匹配的精确度;操作者还可以通过数字印模及时检查牙体预备、术区准备等情况,调整不足之处。

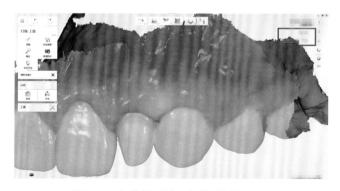

图 2-9 扫描界面显示扫描时间仅41秒

（二）舒适性

数字印模可以避免很多传统印模制取时患者的痛苦。

传统印模所用到的托盘和印模材料有可能刺激患者的咽部和舌根，引起恶心反胃的感觉；如果印模材料过多，还存在向咽喉深部流淌的可能，增加患者的不适感，甚至带来一定的误吞误吸风险；进入倒凹区的印模材脱位时需要更大的力量，对于剩余基牙有可能存在一定的损伤，尤其是存在牙周病问题的基牙；同时脱模过程也会挤压患者口内组织，造成患者的疼痛不适。

有相关研究显示，比起传统印模，患者更偏向于接受数字印模，尤其儿童患者。

（三）安全性

口内数字印模的采集是一个非接触性的过程，这减轻了对口腔软硬组织的物理刺激，避免因制取物理印模的准备和实际操作带来的软硬组织损伤；尤其是对具有松动度的牙齿或修复体进行取模制取时，可以避免意外脱落带来的误吞误吸等安全问题。

数字印模还可以在很大程度上避免印模过程中的交叉感染问题，尤其是在种植手术同期制取印模制作过渡修复体的过程，采用数字印模，可以避免传统印模过程中印模材料接触伤口造成的感染风险，也可以减少对创口软组织的刺激（图2-10，图2-11）。

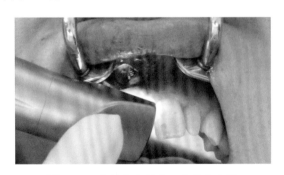

图 2-10　种植术中制取口内数字印模

（四）便于交流

最初的医患交流只能依靠镜子，之后有了临床照片或者内镜影像，但这些手段均无法以三维立体的形式直观地向患者展示口腔内存在的各种问题。

数字印模可以清晰地显现口内软硬组织的三维形态和色彩，医师可以立刻向患者展示口内情况，针对牙列的宏观问题和牙齿结构的微观问题进行直观交流（图2-12，图2-13）。

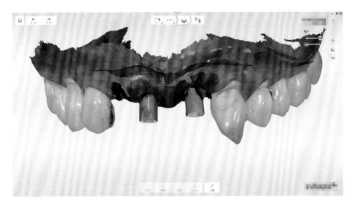

图 2-11 种植术中制取的口内数字印模

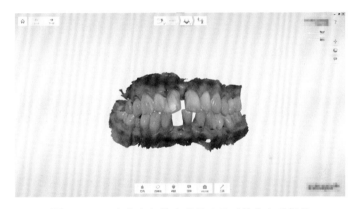

图 2-12 口内数字印模直观显示牙列整体宏观问题

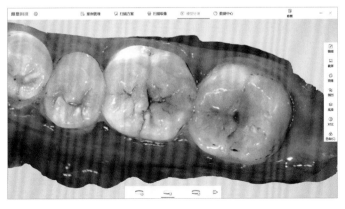

图 2-13 口内数字印模直观显示牙齿结构的微观问题

目前已有数字印模系统发布了基于数字印模技术的AI辅助诊断交流功能，在制取完口内数字印模后，只需要点选"AI辅助诊断"功能上传数字印模，十余秒钟之后就可以收到人工智能辅助诊断报告，帮助临床医生进行更高效的医患交流。

同时，互联网传输数字印模也使得医-医、医-技远程交流更为便捷。数字印模可以通过网络迅速地传输给技师，进行远程的数字化设计，再将设计结果传回临床医师，这个过程最快可以在十分钟左右完成，而这个设计结果可以成为医师和患者交流的非常重要的工具。当然随着人工智能AI的介入，这一过程将会更加简短。

（五）易于储存

传统印模的模型储存须占用大量物理空间，这对于很多医疗机构都是一个非常实际的问题。多数修复和正畸医师可能都经历过"模型储存空间不足"的烦恼，或者多年前存储的模型很难找到的情况。

而数字印模的数据可以储存于硬盘、光盘甚至是云存储中，所占物理空间微不足道；而且数字印模容易备份，只要做好备份工作，就几乎不用担心破损、丢失，在需要时更方便找到，必要时可以通过数字化三维打印的方式获得物理印模。

当然，当应用口内数字印模成为常规以后，合理保存、管理大量的数字印模数据也非常重要，否则也可能存在系统运行速度减缓、早期数据难以找到的问题。

（六）易于比较

采制数字印模，也就获得了口腔内的三维数据。匹配、重叠相同部位、不同时期的数字印模，就能比较二者的差异，可以用来直观地观察诸如牙体预备量、牙齿磨耗、龈缘退缩、软组织丰满度、牙齿位置移动等变化；也可以进行数据的测量，获得更加客观的数据；更可以进一步计算、统计分析，撰写科研论文。

（七）学习曲线在缩短

早期的数字印模的确有一定的使用难度，曾有早期文献表明，即使三位资深数字化专家制取三单位固定桥的口内数字印模，平均用时仍高达28分22秒，远远长于传统的聚醚橡胶印模，主观评价也认为口扫更困难。

但是随着口扫设备软硬件的快速发展，数字印模的学习壁垒迅速降低。在 Róth 等的研究中，10 位牙科学生使用 Trios 3 对天然牙列进行全口扫描，第一次扫描平均时间是 23 分 9 秒，而第十次扫描就降低到 15 分 28 秒。针对口腔洁治员的类似研究同样表明全牙列数字印模用时短于传统印模，并且与工作年限无关。对于未经训练的初学者而言，数字印模甚至比传统物理印模容易掌握。Joda T 等的研究则表明，学生与正式的口腔医生在经过训练之后，数字印模均比传统印模更节省时间，而且两组操作者之间没有显著差异。通过问卷调查，临床经验较少者比临床经验丰富者更认可数字印模。

通过近年来的大量文献证据，可以看出数字印模技术的应用便利性在快速提升，学习曲线明显缩短。因其数字化特征明显，年轻从业者更加容易学习和掌握，通常可以更快地应用、发挥数字化设备的优势。

三、口内数字印模设备的辅助功能

口内数字印模设备的基本功能是制取数字印模。但随着技术的发展，目前大部分口内数字印模设备都具有了多种辅助功能。这些功能或可提高扫描的效率和准确性，或可提高数字化治疗流程的效率，或可提供数字印模以外的更多数据便于临床工作。

（一）扫描头自动除雾

口腔是一个温暖湿润的环境，患者呼出的气体湿度大、温度高，容易在冰冷的扫描头镜片上起雾，影响扫描。通过加热扫描头，或者即时的冷风吹送，可以减少镜片起雾，提高扫描头取像清晰度，目前市面上绝大多数口扫都已具备此类功能。

对于部分加热除雾类型的设备，在临床操作中，利用建立扫描订单的时间便可以完成自动预热扫描头，操作感受上几乎是即热式的。

（二）智能辅助删除多余影像

制取数字印模时，如果操作不慎，很易扫描到唇、颊、舌黏膜等不需要的，甚至会带来干扰的解剖结构。目前大部分扫描软件都可以智能地区分牙齿与唇、颊、舌黏膜，自动删除或者直接不记录这些解剖结构的影像，极大地提高扫描效率。有的口扫不仅可以区分牙齿与唇、颊、舌黏膜，还能一定程度地区分牙槽黏膜与唇、颊黏膜，在进行无牙颌扫描时可以减少不必要的数据量(图2-14)。

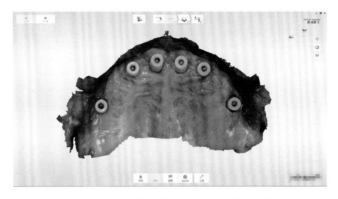

图 2-14　无牙颌数字印模大部分唇颊黏膜未被记录

（三）扫描头控制扫描进程

口内数字印模制取往往需要四手操作，即操作者与助手均佩戴手套在椅旁进行操作，如须应用键盘或者鼠标控制扫描进程，则通常需要第三个人来操作，或者助手摘下手套操作，这样的流程或耗费多余的人力，或很不方便。

目前很多口扫设备可以通过扫描头内部的体感装置控制扫描进程(图 2-15)，甚至还可标记需要修复的牙位(图 2-16)。这样的操作模式可以减少口扫操作中的配合人员，并提高工作效率，已经被越来越多的品牌所接受，逐渐成为标准配置。

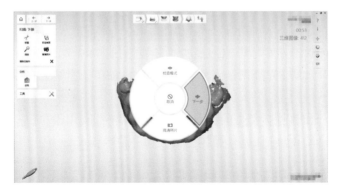

图 2-15　扫描头控制扫描进程

（四）可拆卸、可高温灭菌消毒扫描头或一次性无菌保护套

口内扫描设备的扫描头带有光学反射装置，目前各品牌基本上均为非一次性使用，在使用结束后需要进行拆卸、高温灭菌消毒，每位患者都需要更换

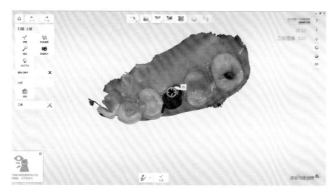

图 2-16　扫描头体感控制标记牙位

新的消毒灭菌后的扫描头，以避免交叉感染。如果在手术中制取口内数字印模，对于避免交叉感染的要求更高。

　　目前主流口扫设备的扫描头要么可拆卸并进行高温灭菌，要么具有配套使用的一次性无菌保护套(图2-17，图2-18)。

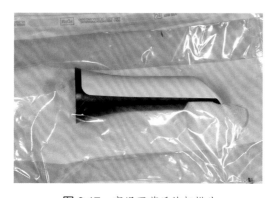

图 2-17　高温灭菌后的扫描头

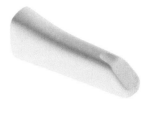

图 2-18　一次性无菌保护套

（五）无线扫描

　　以往大部分口内扫描设备的扫描头和主机都是有线连接的，近年来国内外都出现了无线版本。无线扫描仪扫描头的运动更加灵活，便于操作，能够极大改善临床医生和患者的体验，同时避免了数据线缠绕使得工作环境凌乱(图2-19)。

　　无线扫描对于扫描设备的运算能力和无线传输速度都有着比较高的技术要求，并且需要较强的续航能力才能满足临床工作要求。但由于无线扫描的便利性很容易被使用者所接受，相信未来会有越来越多的品牌推出无线版本的口内扫描设备。

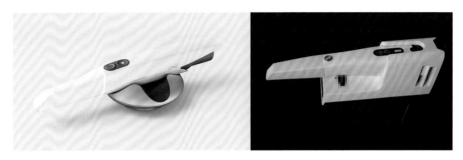

图 2-19   两种不同的无线扫描头

（六）运动记录

无论传统印模还是数字印模，本身均是静态数据，通常也只能记录静态咬合信息。但口内数字印模的制取过程是动态记录的过程，若口扫反应速度足够快，具有足够的扫描景深，则有可能捕捉到运动中的下颌牙列，如果再赋予口扫视频录取的功能，就可能记录到下颌的运动(图 2-20)。

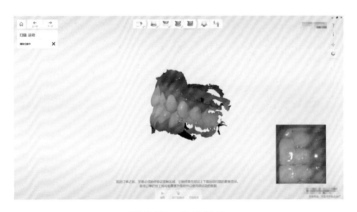

图 2-20   运动记录

当然，目前口内数字印模设备记录的下颌运动还完全无法与电子面弓描记的下颌运动相提并论，但也可以在修复体设计时起到一定的虚拟调𬌗作用，提高修复体咬合设计的准确性。

（七）多重咬合记录

当进行多个牙齿修复、遇到复杂咬合问题时，仅有牙尖交错𬌗的咬合记录有时是不够的，可能还需要记录前伸𬌗、左右侧方𬌗的咬合记录。

制取传统印模时，可以使用咬合记录材料记录下前伸殆、左右侧方殆等咬合状态；而多数口扫只能在同一扫描订单里记录一种咬合状态，更多的咬合记录就需要复制订单重新咬合扫描；也有少数口扫支持同一扫描订单记录多重咬合记录，该功能在需要时可以大大提高临床效率(图2-21，图2-22)。

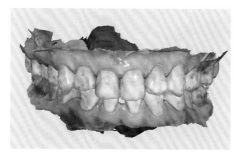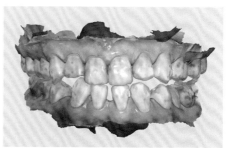

图 2-21　牙尖交错殆　　　　　　　　　　图 2-22　前伸殆

（八）荧光龋检测

窝沟龋或者邻面早期龋坏一般都没有临床症状，临床体征也不明显，需要非常仔细的临床检查才能发现，很多是患者无法自己得知的。

有些口内扫描设备可以提供荧光检测功能，不仅可以辅助探测早期的龋坏，记录龋坏状态便于前后对照，比较龋坏进展，还可以直观地向患者展示，有针对性地开展口腔健康宣教工作(图2-23)。

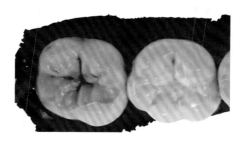

图 2-23　口内扫描设备提供的荧光检测功能

（九）比色

虽然采用口内扫描设备进行比色的准确性目前还缺乏充足的研究证据支持，但是这类设备的比色能力还是在逐渐提升的。如果临床医师忘记比色,尤其是忘记进行基牙比色时,口扫的比色可以为技师提供一定的参考(图2-24)。

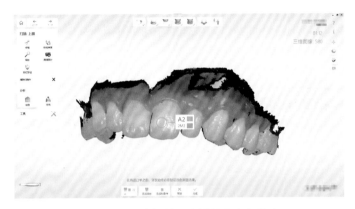

图 2-24 口内扫描设备提供的比色信息

第三章　口内数字印模技术的准确度及影响因素

　　口内数字印模在局部牙列中的准确度已经得到科学的论证,被广泛用于不超过5个单位的固定修复,但临床中应注意隔湿、干燥、排龈、扫描深度等问题。

　　随着扫描范围增大,口内数字印模的准确度会下降,但目前很多口内数字印模系统的准确度也能达到临床可接受范围,常被用于数字化正畸、数字化引导手术等。

　　口内数字印模确定单颗种植体位置的准确度高,扫描杆的形态、材质对准确度有一定的影响,现在临床中已有较为成熟的方案。种植体的深度、角度对准确度的直接影响较小,但过于倾斜或者过深的种植体可能会使扫描或者识别难度增加。

　　目前多数口内数字印模扫描黏膜的能力有限,随着种植体数量、相互间距离增加,多个种植体数字印模准确度会下降。口内数字印模用于较短的种植固定桥的准确度可达到临床要求,但全口种植修复直接定位种植体暂时还有困难,需要借助立体摄影测量技术。

　　非接触式的取模方式,使得口内数字印模无法完成选择性压力印模,黏膜扫描能力较高的口内数字印模系统在游离端缺失的可摘局部义齿和总义齿中主要起到初印的作用,部分黏膜扫描能力弱的口内数字印模系统甚至无法完成光滑连续的无牙颌黏膜扫描。

准确的印模是制作优良修复体的前提,准确的数字印模是开启数字化口腔医学各项诊疗程序的重要前提。

根据国家卫生健康委国际交流与合作中心组织相关专家发布的《2022年中国大陆口腔用口内光学扫描系统应用现状调研与评测报告》,数字印模的准确性是受访者最关心的口扫设备评价指标。随着技术的发展,口内数字印模的准确度越来越高,也得到越来越多的口腔临床工作者的认可。

根据《中华人民共和国国家标准GB/T 6379.1—2004/ISO5725-1:1994》一种测量方法的准确度由"正确度(trueness)"与"精密度(precision)"描述,反映系统误差及随机误差的总和。正确度指由大量测试结果得到的平均数与参考值间的接近程度,表示测量结果中系统误差的大小。精密度表示测量过程中随机误差的大小,指在规定条件下,多次独立重复测量同一量时,各测量值间的一致程度。

近年来,国内外学者分别以口内扫描设备采集预备体表面形态、修复体边缘密合性、种植体位置的线性误差和角度误差等作为研究对象,评价数字印模的准确度。

一、局部牙列口内数字印模的准确度

(一) 体外研究证实数字印模准确度非常高

对于印模数据准确度的直接评价方法是考察其正确度和精密度。正确度和精密度的数值越小,代表所测量仪器的正确度和精密度越高。

张馨月等比较了十种口扫进行单冠和三单位固定桥预备体模型扫描的准确度,结果显示有八种口扫的正确度和精密度均小于10μm(另外两种口扫并未在国内上市),绝对准确度(absolute accuracy)最佳者能达到79.2μm ± 19.6μm(3Shape Trios 3)。TS Su等在模型上的研究结果显示,三单位固定桥口扫精密度能达到16.33μm;Kim等将多种口扫用于同一象限四个预备体的模型扫描,正确度能达到30~40μm,部分口扫精密度能达到10~15μm。这些体外研究直接考察由口扫设备获取的局部牙列数字印模准确度,是对口扫设备光学扫描准确性的直接证实。

口腔固定修复体的边缘密合性要求非常高,保证边缘密合性是制取准确印模的主要目的之一。用修复体边缘密合性间接考察数字印模准确度的研究中,大部分研究者采用由Mclean 和Von Fraunhofer建立的修复体和基牙的边缘间隙标准,他们认为可以接受的最大边缘间隙为120μm。Nedelcu等对比了7

种口扫制作单冠的边缘密合性，结果显示平均边缘间隙最小者仅25μm(3Shape Trios 3)。Haddadi等对比数字印模与传统印模制作的单冠修复体的边缘密合性，多种口扫获取数字印模制作的修复体边缘密合性均高于硅橡胶印模制作的修复体边缘密合性(50μm ± 16μm)，包括3Shape Trios 3(15μm ± 4μm)、LAVA TDS (26μm ± 4μm)、CEREC Omnicam(29μm ± 7μm)、Carestream CS3600(30μm ± 6μm)。Manisha等的荟萃分析比较了数字印模与传统印模制作全瓷单冠密合性的差异，结果显示两种印模方式在咬合面与轴面密合性方面的差异没有统计学意义，采用数字印模制作的修复体边缘密合性优于采用传统印模制作的修复体且有统计学意义，但二者的相对差异也仅有6.54μm，该差异的临床实际意义并不明显。Chochlidakis KM等发表的关于数字印模对固定修复体边缘密合度影响的荟萃分析认为，用数字印模制作的修复体的边缘间隙比用传统印模制作的修复体更小，但两者差异并没有统计学意义。TS Su等在石膏模型上通过数字印模和传统印模两种方式制作全瓷固定桥，K Ueda等则是制作四单位固定桥，两项研究结果均显示数字印模制作的桥边缘密合性比传统印模好。Panos Papaspyridakos等发表的关于数字印模对修复体边缘密合度影响的荟萃分析认为，用数字印模制作的修复体的边缘间隙比用传统印模制作的修复体更小，但两者差异并没有统计学意义。这些体外研究表明，使用口扫直接获取数字印模制作单冠与短固定桥修复体的边缘密合性，能达到临床要求。

综上所述，已有大量的体外研究证实口扫设备本身的扫描准确性，甚至在单冠和短固定桥制作的体外研究中，口扫设备获得的数字印模的准确度比传统印模更好。因此，绝大多数口扫在产品说明中建议的应用范围(或最佳适应证)是5个单位以内的固定修复，但并不包括过长的固定桥。

（二）临床制取口内数字印模的复杂性

临床工作中，我们还应考虑口内环境的复杂性。可能因为美观、缺损范围过大等原因，预备体的完成线经常不得不放置到龈下。

对于水平型牙体预备，龈下完成线容易被牙龈阻挡、被体液润湿，增加制取准确印模的难度。随着完成线位于龈下位置的加深，印模制取难度增加，且口内数字印模与传统印模之间的差异也增大。有研究表明，龈下1mm范围内的完成线，经排龈之后制取口内数字印模再制作冠修复体，其边缘密合性略低于传统印模，但是也能够达到临床要求。因此，建议预备体完成线尽可能位于龈上或齐龈，此时容易暴露清晰，这样的完成线位置有利于口内数字印模制取；即使必须将修复体边缘置于龈下，也不建议深度超过龈缘下1mm，此时需要采用单线或双线排龈,完善的排龈操作可清楚显露完成线,制取清晰的口内数字印模(图3-1,图3-2)。

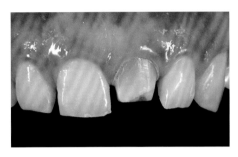
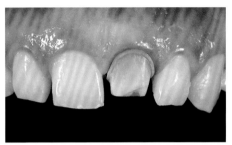

图 3-1　未排龈状态的完成线　　　　图 3-2　排龈后的完成线

近年来垂直型牙体预备在临床上的应用越来越广泛,其预备体具有较为移行的完成区域,而非唯一的完成线。在制取数字印模时,需要通过排龈尽量敞开龈沟、暴露龈沟底,将完成区域制取清晰;技师根据龈缘位置、龈沟底位置,合理设置修复体的边缘完成线位置和修复体边缘形态。对于制取数字印模来讲,只要排龈效果充分,垂直型牙体预备体相对更为便利,难度相对更小(图3-3,图3-4)。

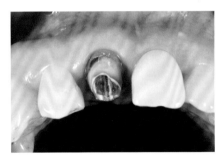
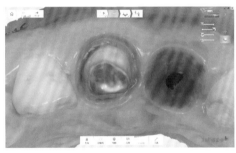

图 3-3　垂直型牙体预备后的预备体　　　　图 3-4　制取的数字印模

由于唾液、龈沟液、血液等液体反光性明显高于牙体组织,上述液体如果覆盖了预备体就会降低口内数字印模的准确度(图3-5,图3-6)。因此无论是水平型牙体预备,还是垂直型牙体预备,临床制取口内数字印模之前都需要做好止血、隔湿处理,制取过程中要保持预备体干燥。

虽然最新的一些口扫设备的扫描深度已经明显提升,但还是有相当一部分口扫设备的扫描深度比较有限,有些扫描深度甚至不超过10mm。当应用扫描深度比较有限的口扫设备时,如果邻面完成线过于偏根方,无论是龈下还是龈上,扫描头会因为受到牙齿𬌗面的阻挡,不能充分靠近邻面完成线,也就无法制取出非常准确的口内数字印模。

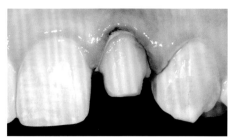
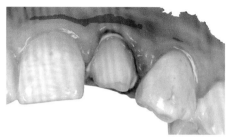

图3-5 唇侧完成线被龈沟液、血液覆盖　　图3-6 唇侧完成线印模不清晰

因此,完成线越偏根方,口扫的扫描深度越小,口内数字印模在该完成线位置的准确度越低。如果确实因临床需求,完成线不得不较偏根方时,扫描深度较小的口扫所制取的口内数字印模完成线就不够清晰(图3-7)。此时,只有使用扫描深度较大的口扫才可能制取到完成线清晰的数字印模(图3-8)。

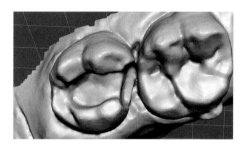
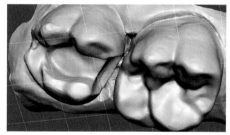

图3-7 邻面完成线不清晰　　图3-8 邻面完成线清晰

在制取个性化桩道的口内数字印模时,扫描深度的影响更加明显。目前大部分口内扫描设备的扫描深度都不足以获取桩道完整形态(图3-9),只有扫描深度较大的口扫才可能制取完整桩道形态的口内数字印模(图3-10)。

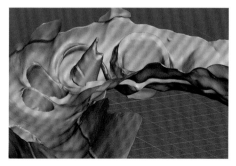
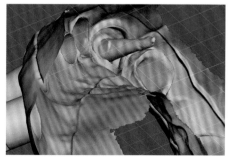

图3-9 扫描深度较小的口扫制取的口内数字印模,桩道形态不完整　　图3-10 扫描深度较大的口扫制取的口内数字印模,桩道形态完整

二、全牙列口内数字印模的准确度

主流口扫的基本原理是通过小面积单视场扫描数据的连续重叠,拼接得到扫描对象的全部表面数据;除预备体外的牙列特征可以增加配准依据,但多视场拼接的累积误差可能会导致扫描准确度下降(图3-11)。所以相比较于局部牙列,口扫设备制取的全牙列数字印模的准确度有所下降。

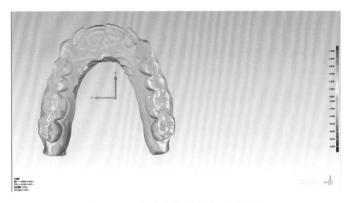

图 3-11 准确度较低的全牙列扫描

多篇发表于2013至2018年之间的文献所持的观点是,全牙列口扫的正确度与精密度较传统印模有明显下降,均方根的差异从100多微米到1000多微米不等。但随着口扫设备的性能提升,2019年以来部分文献报道的全牙列口扫准确度有很大提升。Husein等用口扫设备制取的全牙列树脂模型正确度与精密度分别为$35.19\mu m \pm 8.7\mu m$与$38.22\mu m \pm 15.23\mu m$,虽然仍不如传统印模,但差异已经较小,且该研究采用的口扫设备为Medit i500,现在已有最新的i700上市,相信其正确度与精密度会有进一步提升。Schmidt等在体外为全牙列模型制取印模,对比多种口扫和传统印模的准确度,虽然传统印模仍是准确度最高的一组,但Trios4组、Primescan组与传统印模组之间差异并无统计学意义。Grande等的体外研究也有类似结果,Trios4组、iTero Element 5D组与传统印模组之间差异无统计学意义。

《2022年中国大陆口腔用口内光学扫描系统应用现状调研与评测报告》评价了口扫全牙列模型的准确度,多款当时最新的国内外口扫之间的差异并不明显。

根据目前的研究,虽然还不能得出全牙列口内数字印模和传统印模一样准确甚至更准确的结论,但部分扫描能力强大的口扫是可以用于制取准确的全牙列口内数字印模(图3-12),至少在美学评估、数字化引导手术、正畸等应用中口内数字印模的准确度是临床可接受的。

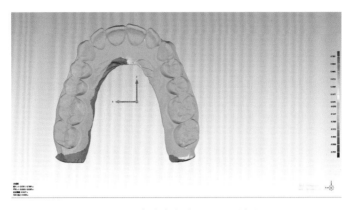

图 3-12 准确度较高的全牙列扫描

三、种植冠桥修复口内数字印模的准确度

种植修复的数字印模是通过扫描种植体上部安装的专用扫描杆，在设计软件中对齐数字印模中的扫描杆与数据库里的扫描杆，从而确定种植体的位置与角度。口内数字印模已经广泛用于种植修复(图3-13,图3-14)。

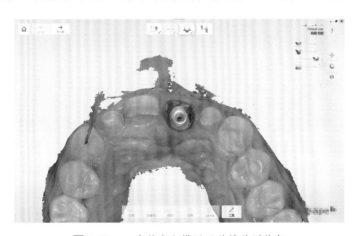

图 3-13 口内数字印模用于种植单冠修复

印模范围直接影响种植修复口内数字印模的准确性。数字印模应用于种植单冠修复和种植短固定桥修复较为成熟，准确度已经得到临床认可，其临床效率明显高于传统印模。

但是由于黏膜缺少特征点、容易产生数据拼接误差，因此种植体之间的黏膜跨度越大，口内数字印模确定种植体之间相对位置和角度的误差也就越大。

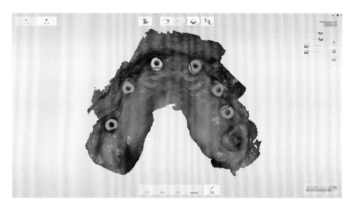

图 3-14 口内数字印模用于种植桥架修复

Albanchez-González等2022年发表的系统性综述均认为,口内数字印模直接确定多个种植体位置和角度的准确性,还不足以满足无牙颌种植修复的临床要求。

一般认为,种植体的深度和角度对口内数字印模准确度影响不大。Giménez等在一项体外研究中,使用放置6颗种植体的无牙颌模型,分别为侧切牙(12——角度0°、深度4mm,22——角度0°、深度2mm)、第二前磨牙(15——远中倾斜30°、深度0mm,25——近中倾斜30°、深度0mm)、第二磨牙(17、27——均为角度0°、深度0mm),使用口扫制取数字印模,分析实验数据得出的结论是种植体的角度和深度对数字印模的精度无显著影响。

但个别临床情况下,如果种植体穿龈深度过大,扫描杆安装之后露出牙龈部分太少,扫描后能与数据库扫描杆对齐的信息太少,就会导致对齐困难,甚至无法对齐;此时应该更换更长的扫描杆,或者选择传统印模方式。另外,虽然没有统一的结论认为种植体角度对口内数字印模准确度有影响,但过于倾斜的种植体会使得扫描杆在邻面的倒凹过大,增加口内数字印模制取难度。

随着口内数字印模技术的提高和普及,扫描杆在材料、外形、可重复性及设备兼容性等方面的设计也在不断改进。临床常用的扫描杆材质包括聚醚醚酮(polyetheretherketone, PEEK)、钛合金、铝合金等,由于反复使用和消毒,扫描杆的磨损必然会对口内数字印模的准确度产生影响。

Mötel等通过体外实验对照分析了三种不同形状的扫描杆对数字印模准确度的影响,结果显示与外形不规则的扫描杆相比,具有光滑表面的圆柱形扫描杆产生的噪点更少、获取的印模准确度更高。Arcuri等使用平行共焦成像原理的口扫制取不同材质扫描杆的数字印模,并测量其线性及角度偏差,结果分析得出扫描杆的材质对数字印模精度有显著影响,聚醚醚酮(PEEK)在线性和角度测量方面均显示最佳,其次是钛合金材料。

目前临床最常见的扫描杆材料是PEEK(或者钛基底+PEEK),主体形态呈圆柱形,顶部有部分特异结构用于识别种植体位置与角度(图3-15)。考虑PEEK扫描杆与种植体接口之间的磨损、高温灭菌对PEEK物理性能的影响等因素,有的PEEK扫描杆是一次性的,而有的扫描杆是有限次数可重复使用。

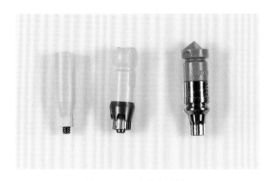

图 3-15 种植扫描杆

四、全口种植桥架修复口内数字印模的准确度

全口种植桥架修复的口内数字印模制取比天然牙全口修复、种植冠桥修复都更为困难。全口种植需要扫描的范围大,数据拼接次数多,累积的误差更大;种植体之间有较大范围的光滑牙槽嵴黏膜,特征点少,不易拼接准确;全口种植桥架为一体化的、刚性连接的固定修复方式,对种植体位置、角度偏差宽容度极低。

很多研究都不支持通过口内数字印模的方式直接确定种植体的位置和角度。赖红昌教授团队2021年发表的系统性综述回顾了30项研究,仅有两项研究的角度误差能达到临床可接受的范围内。目前单独口内数字印模还不能完全替代传统印模,需要使用立体摄影测量技术+口内数字印模技术才能完成全口种植桥架修复的数字印模。

2022年以来,也有一些关于口扫直接确定全口种植体位置和角度的研究取得较好的结果,但这些都是体外研究,而口内黏膜扫描的难度是远远大于模型扫描的,因此这些研究结果还不能等同于临床工作的可行性。

相信随着技术的进一步发展,未来通过口内数字印模直接确定全口种植体的位置和角度应该可以成为现实,并得到广泛的认可。

五、牙槽嵴黏膜口内数字印模的准确度

与天然牙面的窝沟点隙等区域相比，缺牙区牙槽嵴较平坦的表面通常缺乏明确且连续的曲率变化特征，口内多视角三维扫描数据拼接时非常容易出现拼接误差甚至错层(图3-16)，与传统印模数据作差异颜色地图，发现二者相去甚远(图3-17)。

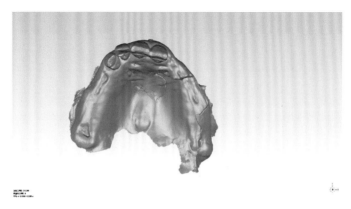

图3-16　黏膜错层的口内数字印模

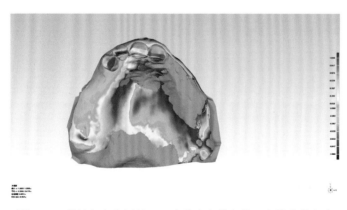

图3-17　差异颜色地图显示口内数字印模与物理印模差异很大

如何准确扫描牙槽嵴黏膜是近几年口内数字印模技术发展的热点问题之一。目前国内上市的口扫中已有少数口扫能进行相对准确的牙槽嵴黏膜扫描(图3-18，图3-19)，与传统物理印模的数据作差异颜色地图，显示二者在牙槽嵴以及剩余天然部位形态差异相对较小，基本能满足可摘局部义齿和总义齿初印的临床要求。

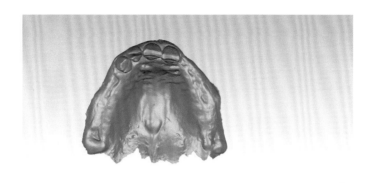

图 3-18 黏膜连续、完整的口内数字印模

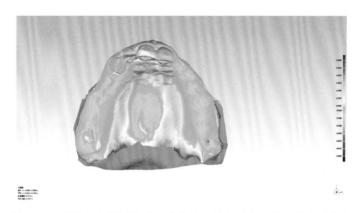

图 3-19 差异颜色地图显示口内数字印模与传统印模差异相对较小

当然,口内数字印模是一种非接触式印模,无法向口内软硬组织施加压力,也就无法制作选择性压力印模。因此,在目前的扫描原理下,口内数字印模在牙槽嵴黏膜扫描方面无法完全替代传统印模。

第四章　口内数字印模技术临床操作流程及技巧

　　口内数字印模设备需要定期校准,扫描头需要高温灭菌,提前开机可以预热扫描头,提前建立扫描订单可以提高临床工作效率,扫描前还需要关闭牙椅灯光,避免阳光直射患者口腔。

　　临床准备工作包括排龈止血、隔湿干燥,种植修复口内数字印模制取前还需要准备专用扫描杆,以及确定设计软件中具备相应数据库。

　　良好的口内数字印模应按照一定的扫描顺序进行制取,并控制好扫描角度、距离、范围等。

　　口内数字印模的检查非常方便,操作者在扫描后即可检查印模完整性、牙体预备质量;若有不足,可以立即调整后补扫。

　　口内数字印模是以计算机文件的形式储存,可以是STL、PLY等开放格式,也可以是某些系统的封闭数据格式。数据也可通过网络直接发送加工厂,无须另行导出保存。

一、口内数字印模制取前的设备准备

制取口内数字印模是使用包含精密光学探测元件和复杂算法的口内扫描设备，在患者口内快速获得牙齿及部分周围软组织形态和颜色数据的过程。

工欲善其事，必先利其器。完善的设备准备工作，是高效且准确地获取数字印模的必要前提。

（一）定期校准

口内数字印模的制取是用口扫设备直接获取牙齿及部分周围软组织形态和颜色数据。口扫设备作为一种精密而复杂的仪器，是需要按要求进行校准的。口扫在使用前应当按照厂家的要求，定期进行校准，这是口扫日常维护的基本内容，否则就会影响所获得数据的准确性。

口扫设备的校准分为三维校准和颜色校准两个方面。三维校准可以提高口扫获取三维形态数据的准确性，颜色校准可以提高口扫获取彩色数字模型颜色的真实性。有些口扫的三维校准与颜色校准是分开的两个模块，软件通过计时提醒用户进行校准（图4-1）；有些口扫将两个模块合二为一，软件通过计次提醒用户进行校准（图4-2）。

以图4-2的口扫为例，校准时需要用到校准转换头与校准块，其中校准块分为A、B两个面（图4-3～图4-5）。先将转换头安装到扫描头上，保持稳定连接，再插入校准块（图4-6），按照软件提醒，分A、B两个面逐步完成校准操作。其他大部分口扫均有类似的校准装置和分步校准过程。

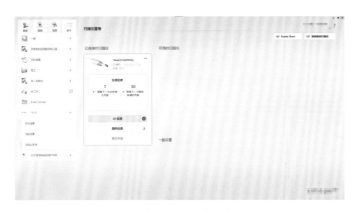

图 4-1　分开的三维校准与颜色校准界面

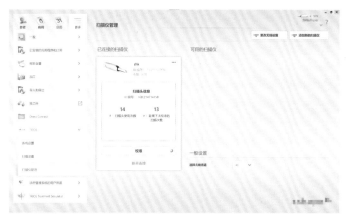

图 4-2　合并的校准界面

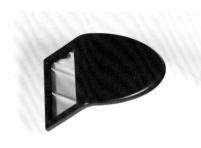

图 4-3　校准转换头

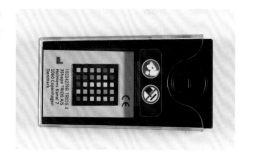

图 4-4　校准块A面

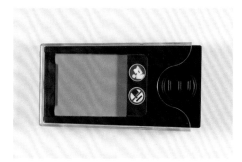

图 4-5　校准块B面

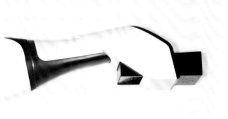

图 4-6　扫描头依次连接校准转换头与校准块

（二）扫描头灭菌

　　口内扫描设备所使用的扫描头目前大部分为反复使用，在进入患者口腔时，可能会受到唾液、血液污染。根据WS 506—2016《口腔器械消毒灭菌技

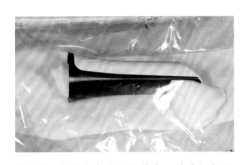

图 4-7　扫描头内塞入干纱布，再进行高温高压消毒，可以起到一定的保护作用

术操作规范》，扫描头属于中度危险的口腔器械。因此，目前大部分口内扫描设备都会配备多个扫描头，扫描头在每次使用后必须按照设备标识或说明书要求，在相应的温度、压力、时间条件下进行灭菌，之后才能再次使用。扫描头灭菌打包时，可以在内部轻轻塞入洁净的干纱布，以减少高温灭菌对镜片表面的不利影响（图 4-7）。

　　反复多次的高温灭菌，有可能会造成扫描头的老化，降低口扫的准确度。奚祺等将扫描头按产品说明要求的条件，分别进行 1、20、40、60 次高温灭菌后，扫描同一个模型，发现随高温灭菌次数增加，口内数字印模的正确度不断下降。不少口内扫描设备的出厂说明文件明确了扫描头可高温灭菌的次数，建议在安全的次数内使用，不要"超期服役"，以免影响扫描数据的准确性。

（三）设备提前预热

　　患者口内呼出的温暖湿润的空气容易使扫描镜头起雾，这在早期的口内扫描设备应用时是一个常见问题，经常需要助手协助应用三用枪进行吹气处理，如果不及时处理则会影响扫描效果。

　　近年来很多临床常用的口扫设备都具备了扫描头加热功能，可以自动加热以防止镜头起雾。自动加热也需要一个短暂的时间，如果使用前才开机进行加热，则会降低临床工作效率。因此建议临床工作中助手提前开启扫描设备，使之提前预热（图 4-8），起到防雾化的作用，应用时就可以即刻使用。

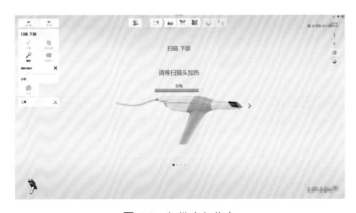

图 4-8　扫描头加热中

有些设备是采用即时吹送冷气的去雾方式,如应用的是这类口扫设备,则不需要提前预热。

(四) 建立订单

大部分口扫设备都要求首先建立扫描订单,内容通常包括日期、患者姓名、患者病例号、治疗牙位、治疗类型、修复体材料、修复体颜色等信息(图4-9)。

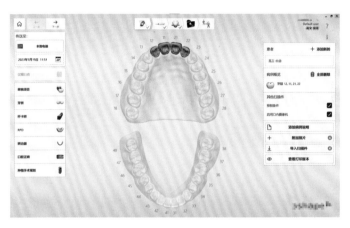

图 4-9 按牙位与适应证建立扫描订单

理论上,仅填写患者姓名,选择一个最简单的扫描内容(比如"仅限扫描"或者"研究模型"),就可以开启扫描程序。但是大部分扫描软件有治疗牙位信息后可以辅助评估口内数字印模的质量,种植修复扫描有牙位和治疗类型信息后还会自动开启扫描杆扫描模式。所以建立订单时填写牙位和治疗类型是有必要的,而其他更多细节也可以选择在扫描完成后再进行补充。

(五) 环境光的管理

既往文献表明,环境光对于口内数字扫描的精度有显著的影响。一项2018年发表的体外实验对比了不同光照强度下口扫的准确性与速度,相比500lux,光照强度2500lux时扫描的准确性与速度都明显下降。2020年发表的另一项体内研究证实,牙椅灯光、阳光等均会降低扫描的准确性。

因此,在口扫开始之前,应当关闭牙椅灯光、无影灯等高强度的外部光源;对于光照过于强烈的诊室,还应当关闭窗帘,尽量避免杂光干扰。

二、口内数字印模制取前的临床准备

(一)排龈止血

无论是制取物理印模还是数字印模,当预备体完成线或完成区域齐龈或者位于龈下时,如果没有经过非常规范的排龈操作,直接制取印模,工作模型上就很难完全清楚地显示预备体完成线或完成区域(图4-10)。

Keunbada Son等使用口内扫描设备扫描3D打印的不同完成线深度的树脂预备体模型,齐龈和龈下完成线的扫描准确性显著低于龈上边缘;Soudabeh Koulivand等的临床研究显示,为排龈后的龈下完成线预备体制取印模,数字印模与硅橡胶印模制作的修复体边缘密合性没有显著差异。因此,对于齐龈和龈下完成线的预备体,通过规范的排龈暂时性地创造牙龈组织和预备体完成线或完成区域的物理分离,可以为制取清晰的印模创造条件(图4-11)。

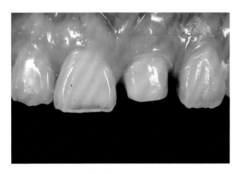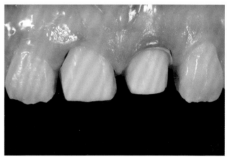

图 4-10 排龈前左上颌中切牙完成线显示不清

图 4-11 排龈后左上颌中切牙完成线显示清晰

针对水平型牙体预备体的具体排龈方法,在本系列丛书之《精细印模技术》中已有详细介绍。临床实际操作中,较深龈下完成线不仅会受牙龈软组织遮挡,还容易被龈沟液、血液润湿,而且完成线距离龂面较远,对口扫的扫描深度要求较高,因此最好是避免把边缘放到龈下过深的位置。但当缺损至龈下较深位置而又不适合冠延长手术时,预备体完成线就不得不位于较深处,此时如果仅单线排龈,完成线仍然有可能显露不清(图4-12)。

针对水平型牙体预备,最建议的排龈方式是双线排龈,可以更清楚地显露完成线(图4-13);制取数字印模的流程,也可以与物理印模中的双相两次印模类似,即先针对整体牙列和预备体进行第一次口扫,得到的数字印模的完成线有可能局部清晰度不足(图4-14),接下来利用修整工具剪裁掉不清晰的局部(图4-15),将预备体其余清晰部分锁定(图4-16),然后针对不清晰的位置进一步排龈,之后取出排龈线,助手用三用枪头持续吹气保持预备体完成线干燥,操作者迅速对预备体局部进行补扫,得到完成线更清楚的数字印模(图4-17)。还可以利用扫描头的拍照功能,拍摄口内照片,为技师确定完成线提供参考(图4-18)。

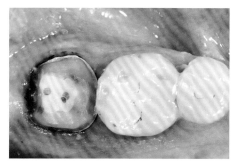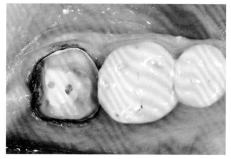

图 4-12 龈下较深的远中完成线显露不清　　图 4-13 双线排龈后显露远中完成线

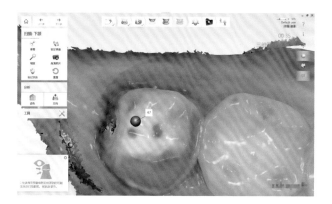

图 4-14 第一次扫描得到的数字印模

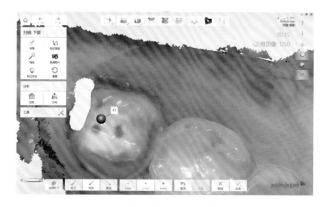

图 4-15 裁剪掉印模不清楚的部分

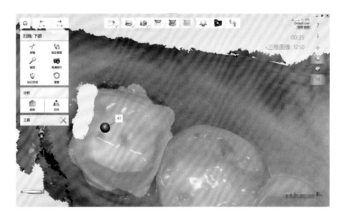

图 4-16 锁定预备体剩余部分

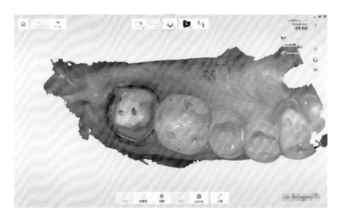

图 4-17 补扫后完成的数字印模

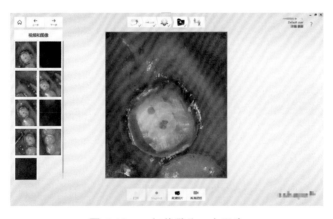

图 4-18 口扫获得的口内照片

　　对于垂直型牙体预备,一般建议应用氯化铝止血剂进行机械化学止血和排龈(图4-19,图4-20),或者采用排龈膏进行排龈,可以更轻松、充分地暴露龈沟底(图4-21,图4-22)。之后彻底清除止血剂或者排龈膏,将龈沟内彻底冲洗、干燥后,即刻进行口内扫描即可。

　　针对垂直型预备的预备体,一般不建议将排龈线留在龈沟内进行数字印模制取,以免排龈线占据龈沟内空间,影响龈沟底位置的正确分辨,为技师识别修复体的完成区域带来误导(图4-23,图4-24)。本部分具体内容详见本团队出版的《垂直型牙体预备和生物导向预备技术(BOPT)》一书。

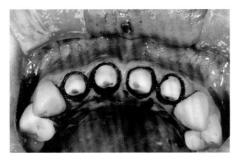

图 4-19　采用止血剂前

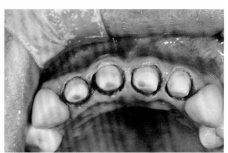

图 4-20　止血排龈后

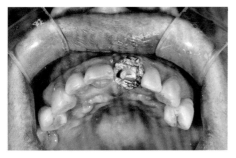

图 4-21　采用排龈膏进行排龈

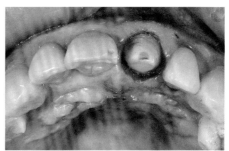

图 4-22　排龈膏排龈后

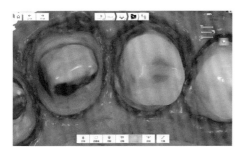

图 4-23　留置排龈线制取的数字印模无法准确识别龈沟底位置

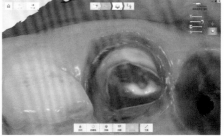

图 4-24　无留置排龈线制取的数字印模可以准确识别龈沟底位置

（二）种植修复口内数字印模的扫描杆准备

种植修复时，种植体一般位于软组织水平以下，甚至在牙槽骨面水平以下。由于其通常在黏膜下较深的位置，直接扫描其接口形态非常困难，因此通常是在种植体上连接扫描杆，以扫描杆位置推算种植体位置。

种植修复数字印模制取前，须准备与待修复的种植体匹配的扫描杆。常见的扫描杆材质有聚醚醚酮和金属两类。金属扫描杆形态不受高温高压灭菌影响，可以灭菌后多次使用，而聚醚醚酮扫描杆可高温灭菌次数有限。

扫描杆的形态大体是一个圆柱体，在顶端有特异的形态便于设计软件识别，是扫描杆数字印模中最核心的部位(图4-25)。制取种植修复口内数字印模时，需要将扫描杆完全就位，并充分暴露上方特征部位。当邻间隙较小时，建议将此类特异形态放在唇颊侧以便于扫描，而不要放在邻面以免被邻牙阻挡(图4-26)。

另外，种植修复设计软件中必须下载所对应的扫描杆数据库，才能通过对齐数字印模中的扫描杆与数据库中的扫描杆形态，定位种植体位置(图4-27)。

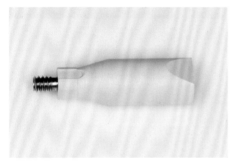

图4-25　扫描杆顶部用于软件识别的特异形态

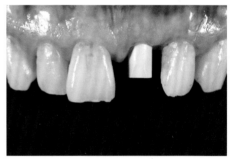

图4-26　扫描杆口内就位

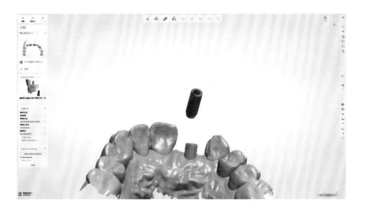

图4-27　在软件中对齐扫描杆

（三）干燥隔湿

干燥、隔湿处理对于顺利完成口扫操作、获得准确的扫描结果非常重要。在扫描过程中，助手最好能够协助术者牵拉颊、舌黏膜，必要时用强/弱吸管吸走唾液，用三用枪轻吹牙面保持干燥，良好的四手操作可以帮助术者更顺畅、快速地完成数字印模的制取。

在配合人员有限的情况下，使用环形开口器式的橡皮障也是很好的隔湿方法，在隔湿的同时可以起到牵拉口唇的效果，这在全口扫描和前牙列扫描时尤为重要(图4-28)。口内挡舌器可以有效牵拉舌体，便于下颌后牙区扫描(图4-29)。使用棉卷，结合专用的棉卷夹持器，也能起到一定的隔湿作用。

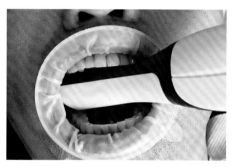 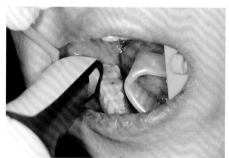

图 4-28 环形开口器牵拉口唇配合扫描　　图 4-29 挡舌器牵拉舌体配合扫描

三、常规口内数字印模的制取过程

（一）扫描顺序

操作者需要熟悉自己所使用的口内扫描系统中默认的上下颌扫描顺序，按照程序设定的既定顺序进行扫描。在不同的口扫系统中，该顺序可能依次是下颌、上颌、咬合(图4-30～图4-32)，也可能依次是工作颌、对颌、咬合。

对于大部分口扫软件来讲，如果扫描顺序出错，将数据扫描在错误的牙列位置上以后，可以通过调换扫描件工具进行数据调换，不影响数字印模制取准确性，但会降低效率(图4-33)。

口内数字印模制取属于动态取像过程，是将大量数据拼接而成的过程，且患者与扫描仪之间的坐标位置不固定。因此要求扫描时手柄的移动平稳而连续。目前大部分口扫设备都存在推荐的扫描路径，也可称之为"扫描策略"。建议操作者按照自己所使用的设备所推荐的扫描路径进行操作。如果所使用的设备没有明确推荐扫描路径，可参考以下顺序。

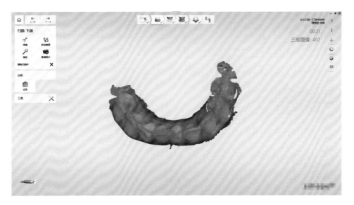

图 4-30 下颌数字印模

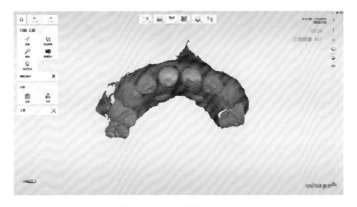

图 4-31 上颌数字印模

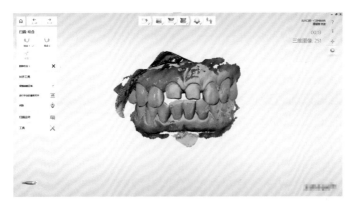

图 4-32 咬合数字印模

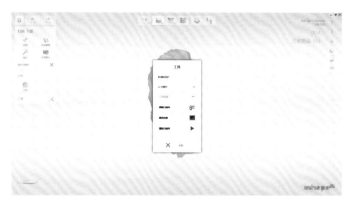

图 4-33　调换扫描件工具

1. 后牙区数字印模扫描顺序　如果是没有预备体或种植体的对颌牙后牙区,对细节的要求相对较少,可以按照如下方式快速完成扫描。

从需要扫描的最远中牙齿的殆面开始,向近中移动至需要扫描的最近中牙齿殆面;将扫描头平稳地转向颊侧,引导摄像头从最近中牙齿向最远中牙齿移动,扫描颊面,同时需要在取像框中能采集到部分殆面信息,保证颊侧数据与殆面数据拼接准确;再经最远中牙齿殆面转向舌(腭)面,向近中扫描至最近中牙齿舌(腭)面,扫描舌(腭)面时取像框中也需要能采集部分殆面信息以保证拼接准确,完成对颌牙列扫描(图4-34)。

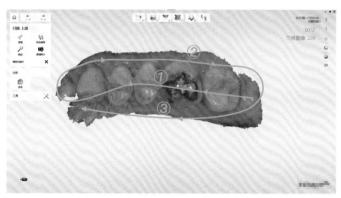

扫描二维码
看视频

图 4-34　后牙区对颌牙扫描顺序

如果是有预备体或者种植体的工作颌牙列后牙区,对工作区域的细节要求则非常高。特别需要注意的是,唾液、龈沟液、血液都有可能影响工作区域细节的清晰度。对于天然牙修复来讲,各类体液的润湿都有可能造成预备体的完成线或完成区域扫描不清晰;对于种植修复来讲,血液等体液覆盖软组织袖口后,会使得袖口内部形态无法扫描清晰。

　　对于存在单基牙(单种植体)或少量基牙(少量种植体)的工作颌牙列的后牙区扫描,常规建议在做好口内准备后,首先重点、快速扫描清楚工作区域,再向近远中邻牙扩展至合适区域(图4-35)。对于多基牙(多个种植体)的工作颌牙列的后牙区扫描,如果有必要,可以采用先整体扫描、再局部补扫的策略,获得更准确的扫描数据。

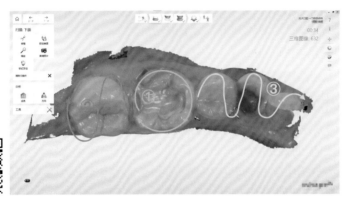

扫描二维码
看视频

图4-35　后牙区工作颌扫描顺序

　　2. 前牙区数字印模扫描顺序　前牙区跨过中线,制取数字印模时经常需要翻转扫描头,较后牙区更为复杂。

　　如果扫描对象是对颌牙,或者研究模型时,为了扫描方便,可以参考以下顺序:从左侧前磨牙𬌗面向右移动,以波浪状路径经过前牙舌侧区至右侧前磨牙𬌗面,翻转扫描头并转向舌(腭)面,向左移动,经前牙唇面至左侧前磨牙舌(腭)面,越过𬌗面至颊面,向右移动经前牙切端至右侧前磨牙颊面(图4-36)。在扫描舌(腭)面和颊面时,取像框中也需要能采集部分𬌗面信息以保证拼接准确。

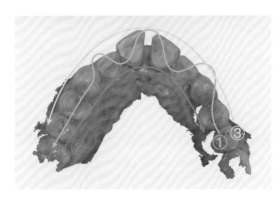

扫描二维码
看视频

图4-36　前牙区对颌牙/研究模型扫描顺序

如果是制取前牙区少量天然牙预备体或者种植体的数字印模，可以按照类似后牙区工作颌牙列类似的方式，先制取工作区域清晰的数字印模，优先保证工作区域的细节清晰，再向左右扩展至双侧前磨牙区。

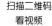

扫描二维码
看视频

对于多牙预备体或多单位种植修复，则更建议采用先整体扫描、再局部补扫的方法，获得精确性更佳的数字印模。

3. 全口数字印模扫描顺序　全口取像范围大，流畅的扫描过程不仅节约时间，还能保证图像拼接的准确性。整体的扫描可以参考以下顺序。

先从左侧最远中𬌗面开始，向右扫描至前牙区，在前牙区波浪状行进，以保持扫描的良好连续性，在右侧尖牙处调转扫描头方向，连续扫描右侧后牙𬌗面至远中最末端；然后平稳地旋转扫描头至舌(腭)面，向左至左侧最后一颗磨牙舌(腭)面，完成舌(腭)面扫描；再从左至右完成颊面扫描(图4-37)，或者左右颊侧分别扫描。全口扫描更加建议扫描舌(腭)面和颊面时，取像框中能采集部分𬌗面信息以保证数据拼接准确。

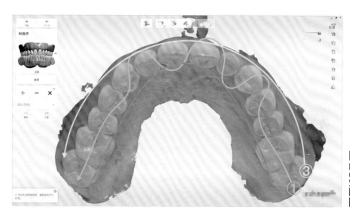

扫描二维码
看视频

图4-37　全口数字印模扫描顺序

如果是包含了预备体或者种植体的全牙列数字印模，则建议首先按一定的顺序完整、流畅地先获取全牙列的数字印模，然后通过修整工具裁剪掉工作区域，经过排龈或者取下临时修复体等操作后，再进行预备体或者牙龈袖口等重点工作区域的扫描。

（二）扫描角度

为了减少图像重叠产生的畸变，在大部分情况下，应尽量保持光学扫描设备的扫描头与牙体组织表面平行，减少近远中向夹角。在获取邻面图像时，可以在近远中方向上倾斜,但应当避免为获取邻面图像而将扫描头大角度摆动,甚至立起,否则有可能降低数据拼接后的精确度。

(三) 扫描距离

口内数字印模虽然是三维数据,但它是由成百上千张口扫设备在口内获取的图像整合而成。因此,如同使用相机拍照需要合适的拍摄距离一样,口扫制取数字印模时也需要合适的扫描距离。不同厂家的口扫设备有不同的最佳扫描距离,有的是紧贴牙面,有的需要离开一小段距离。共聚焦显微成像过程中本就包含了焦距变化、逐层扫描的过程,此类口扫的最佳扫描距离可以是一个范围,比如0～5mm。

(四) 扫描范围

简单的单个后牙修复,如果天然牙列完整、咬合稳定,则工作牙列扫描范围可以较小,一般只需要包括近远中两个邻牙之间的范围,以及对应的对颌牙列扫描、咬合扫描,需要注意保证咬合记录准确及邻牙邻面形态完整(图4-38～图4-41)。

如果天然牙列完整、咬合稳定,单个前牙修复所需的扫描范围也可以比较小,但比单个后牙范围稍大,除邻牙外还建议包括对侧同名牙,最好包含整个前牙区作为美学参考。例如左上颌侧切牙单颗贴面修复,为了保证修复体形态与右上颌侧切牙对称、与其他前牙形态协调,上颌数字印模范围应至少包含所有前牙(图4-42)。

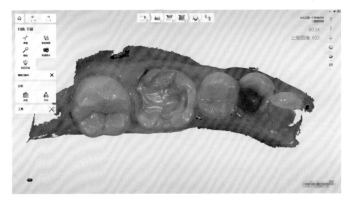

图 4-38　天然牙列完整、咬合稳定的单个后牙修复所需要的工作牙列扫描范围

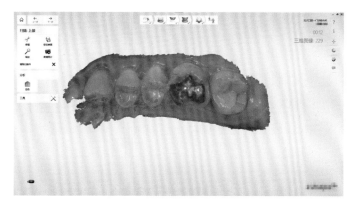

图 4-39　相应的对颌牙列

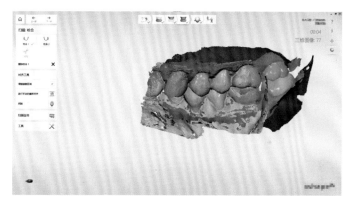

图 4-40　咬合扫描

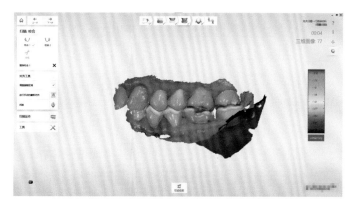

图 4-41　获取的带有咬合信息的数字印模

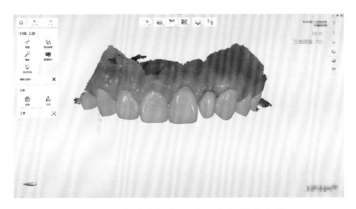

图4-42 左上颌侧切牙贴面修复数字印模

　　如需要匹配两个或多个模型,且多数牙外形都会发生变化,则需要扫描更多没有变化的牙齿,或者扫描附着龈以辅助匹配(图4-43),此时需要注意避免因注射麻药而造成的软组织形态变化。

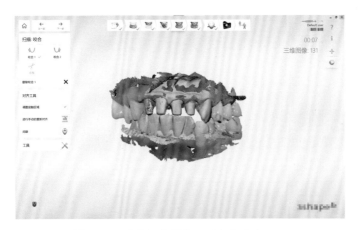

图4-43 附着龈数据也可以参与咬合匹配

　　如果天然牙列不完整、咬合不够稳定,就需要在扫描过程中扩大扫描范围,同时相应增加咬合扫描信息。

　　关于咬合信息的扫描,如果天然牙列比较完整、咬合稳定、治疗仅涉及少量牙齿修复、牙列扫描范围比较局限,则工作侧一次颊侧扫描即可;如果是多单位牙修复甚至全牙列治疗,或者天然牙列不完整、咬合不够稳定,则需要进行双侧后牙颊侧扫描,综合两次扫描结果,互相确认后可以得到准确的咬合记录(图4-44 ~ 图4-48)。

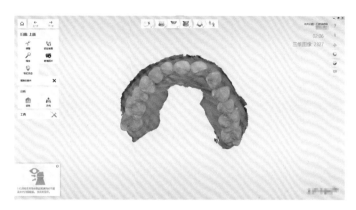

图 4-44 涉及全牙列时所需要的完整的扫描范围

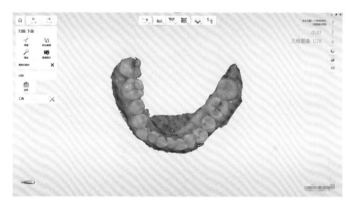

图 4-45 相应的对颌牙列

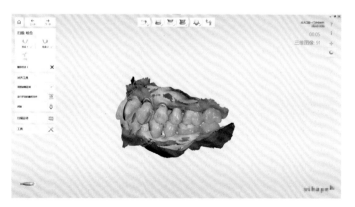

图 4-46 咬合扫描（左侧后牙）

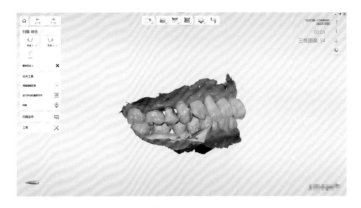

图 4-47   咬合扫描（右侧后牙）

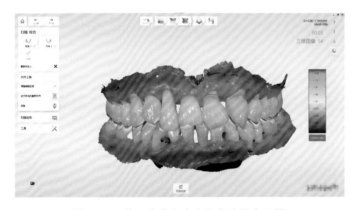

图 4-48   获取的带有咬合信息的数字印模

四、口内数字印模的检查

高质量的数字印模应达到如下要求：预备体完成线或完成区域完整，龈沟软硬组织分离清晰；天然牙齿表面、预备体表面或者扫描体表面光滑连续、无孔洞、无缺损；邻牙近预备体侧表面完整，对颌牙𬌗面完整，咬合关系与口内一致；涉及美学区的治疗则整个美学区牙列唇面形态完整，必要时附着龈区域扫描信息完整。

数字印模的检查不应在上下颌及颊侧扫描全部结束后才进行，而是每个单颌扫描之后就应该立即检查。随着口扫软件的发展，在标记预备牙位之后，很多系统的软件会立刻提示可能出现的缺陷，尤其是位于邻面的缺陷，在某些视角下容易受遮挡而被忽略，软件的智能提醒可以帮助操作者识别这些隐蔽位置的缺陷(图4-49),通过旋转数字印模通常可以更清楚看到邻面的数据缺陷(图4-50)。操作者可以马上进行补扫,获得更加完善的数字印模。

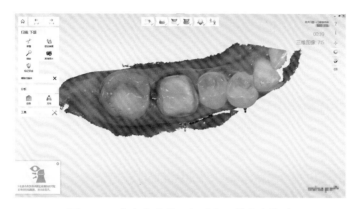

图4-49　黄色箭头提示邻牙邻面数据有缺陷

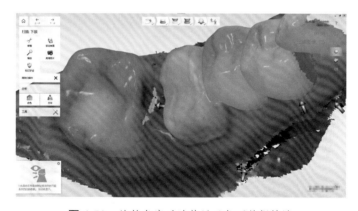

图4-50　旋转角度后清楚显示邻面数据缺陷

　　除了数字印模质量的检查以外,操作者还可以对牙体预备的质量进行检查。在口扫软件辅助下,操作者能够将预备体形态高度放大,轻松分析修复间隙、是否有倒凹、完成线或完成区域的完整程度等(图4-51)。若发现问题则立即进行口内调整,仅裁剪口内数字印模预备体部分(图4-52),补扫预备体部分(图4-53),再次检查确认预备质量(图4-54)。

　　如果技师设计修复体使用的是口扫软件配套的设计软件,临床医师还可以使用口扫软件的相应功能在数字印模中做好标记,把确定好的修复体就位道与预备体完成线等信息一同转给技师,达到更深层次的医技沟通,有利于技师完成充分满足临床要求的修复体(图4-55,图4-56)。

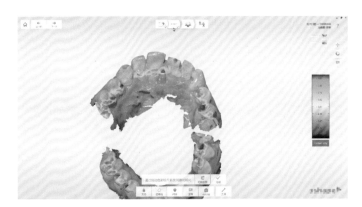

图 4-51 修复间隙检查，发现左上颌中切牙舌侧颈部修复间隙不足

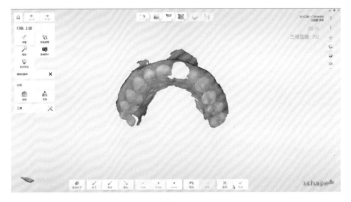

图 4-52 口内数字印模裁剪左上颌中切牙预备体，待补扫

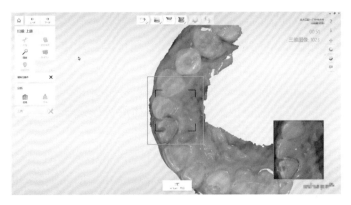

图 4-53 补扫预备体

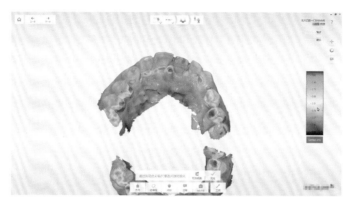

图 4-54 补扫后，可见牙体预备量合适

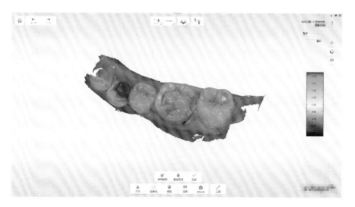

图 4-55 以视图方向确定并标记修复体就位道

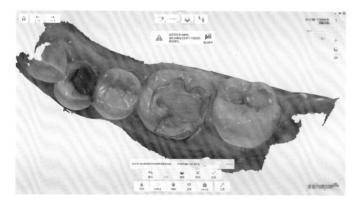

图 4-56 标记预备体完成线

五、口内数字印模的储存与发送

扫描头工作结束时,制作口内数字印模的工作还未结束。此时,采集到的数据是以原始数据形式储存,还无法被设计软件读取。如果是将口扫与CAD软件集成在一起的系统,其扫描数据经简单后处理即可直接进入CAD环节,比如3Shape、CEREC等。

对于大部分口内扫描设备来讲,采集到的数据需要经过后处理环节;经过后处理的扫描文件,可以导出为单独的扫描件进行储存或者发送至设计软件。扫描文件的格式有以下几种。

1. STL(standard triangle language)文件 该文件由大量三角片组成三维图形,是数字印模数据最常见的开放格式,可以被所有开放的设计软件读取,但该格式文件不带表面颜色信息(图4-57)。

2. PLY(polygon file format)文件 该文件是表面有着色的三维图形,也是数字印模数据常见的一种开放格式,可以被所有开放的设计软件读取,且含有牙齿、牙龈颜色信息(图4-58)。

3. 还有的口扫能导出专用的数据格式,由专用的设计软件读取,比如DCM,也是一种包含颜色信息的数据格式(图4-59)。

随着网络信息技术的发展,各种数字化口腔医学设备之间数据兼容性日趋完善,对于临床医师而言,已有很多口扫设备的数字印模数据不需要导出,可以在扫描最后一步将扫描文件直接发送至指定加工厂,由加工厂下载该扫描文件并读取数字印模数据(图4-60)。

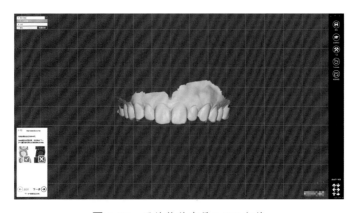

图 4-57 开放软件中导入STL文件

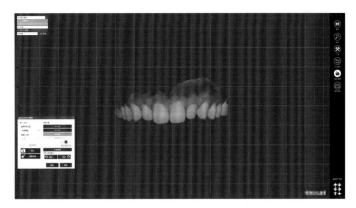

图 4-58　开放软件中导入PLY文件

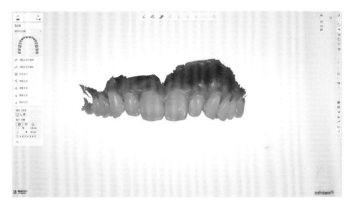

图 4-59　专用软件中导入DCM文件

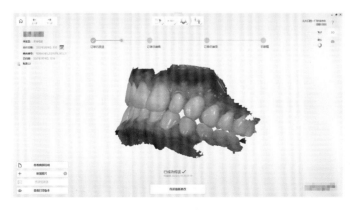

图 4-60　扫描文件直接发送至指定加工厂

第五章　口内数字印模在固定修复和种植修复中的要求和技巧

　　多颗牙BOPT牙龈塑形时,需要先整体扫描,再仔细处理牙龈后补扫预备体完成区与牙龈形态至龈沟底;永久修复时需要取下过渡修复体后快速补扫获得正确的牙龈袖口形态,确保正确复制过渡修复体穿龈轮廓。

　　常规种植修复(非美学区)口内数字印模除了扫描杆、邻牙、对颌牙、咬合外,只需要大致准确的牙龈袖口即可。美学区种植过渡修复时没有直接能扫描到的合适形态的软组织袖口,技师会参考理想形态,遵循一定原则制作过渡修复体穿龈轮廓,诱导或塑形出合适的软组织形态;永久修复时还须快速补扫获取软组织袖口的准确形态,或者扫描过渡修复体的穿龈轮廓进行直接复制。

　　全口种植修复口内数字印模主要是扫描黏膜形态,种植体位置通过立体摄影测量技术确定。

口内数字印模技术是一项相对容易掌握、方便临床使用的技术,固定修复和种植修复是目前口内数字印模最主要的应用领域。

通过第四章讲述的临床流程和技术要领,操作者应该能够完成基本的口内数字印模制取,包括医患沟通、研究模型、完成线/完成区域较浅或位于龈上的单牙修复等临床情况的口内数字印模制取等。关于这些临床情况本章不再单独讨论。本章将按固定修复和种植修复临床工作中其他一些不同情况下的口内数字印模要求,详细讨论相应的操作技巧。

一、 BOPT过渡修复体和永久修复体穿龈形态的口内数字印模

当对完成线位置位于龈下较深的基牙进行二次修复时,生物导向牙体预备技术(biologically oriented preparation technique,BOPT)是一种被越来越多医生了解和应用的技术体系。该技术体系包括垂直型牙体预备、过渡修复体牙龈组织塑形、塑形后的牙龈组织形态复制等。数字化修复方式使其应用难度大为下降,其中数字印模技术的正确应用成为非常重要的技术步骤。

采用BOPT技术进行牙龈塑形时,首先需要进行垂直型牙体预备,之后通过机械化学法排龈,充分暴露龈缘以下的牙体组织和龈沟底,制取数字印模。

在对单个基牙制取数字印模时,通常按照前述方法即可取得精确的印模数据;在多个基牙同时进行操作时,有时难以一次获得所有牙齿的清晰数字印模,此时就应该采取类似"二次印模"的方式。

为了保证每个预备体完成区域的数字印模都清晰准确,可以先制取整体初次数字印模,接着利用修整工具在数字印模中裁剪掉预备体近龈缘部分(图5-1),并锁定所有预备体剩余部分(图5-2)。然后再进行彻底的排龈止血、隔湿干燥处理,之后立即进行完成区域的补扫(图5-3)。

这种类似"二次印模法"的方式看似烦琐,但是可以制取到预备体完成区域清晰的数字印模,获得预备体龈下部分的清晰数据,便于技师确定修复体边缘位置,有利于制作边缘密合的修复体,维护患牙长期牙周健康,保持稳定的修复效果(图5-4)。

BOPT过渡修复体有一小部分位于龈下,当牙龈塑形完成后,过渡修复体龈下部分与牙龈紧密贴合在一起,修复体的穿龈轮廓与对应的牙龈袖口形态理论上是完全一致的,制作永久修复体时需要复制过渡修复体的穿龈轮廓。

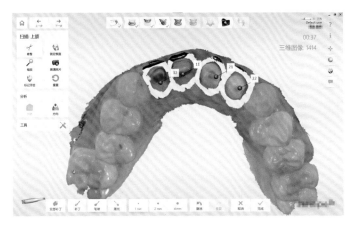

图 5-1　初次数字印模中裁切掉近龈缘部分

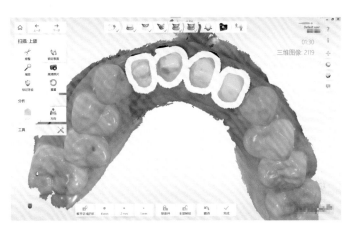

图 5-2　锁定预备体剩余部分数字印模

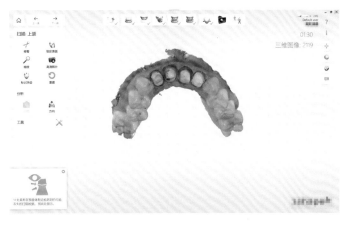

图 5-3　补扫完成的数字印模

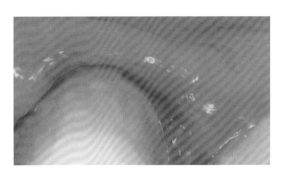

图 5-4 完成的数字印模局部细节

对于塑形良好的BOPT预备体,在摘下过渡修复体后牙龈组织回弹变形并不会很快,只要摘下过渡修复体后快速扫描获取牙龈袖口,就可以获得准确的牙龈袖口形态的数字印模,即可在永久修复体上复制过渡修复体的穿龈轮廓(图5-5～图5-7)。

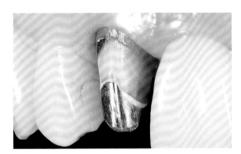

图 5-5 BOPT牙龈袖口

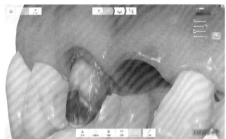

图 5-6 BOPT口内数字印模包含准确的牙龈袖口

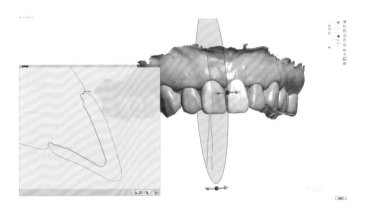

图 5-7 BOPT穿龈数字化复制

如果过渡修复体本身就是应用数字印模、数字化设计加工而成，并且在戴用后完全适合、没有经过任何调改，也可以直接利用过渡修复体的数据，改换永久修复体的材料，直接加工永久修复体。这种称为"数据同源"修复体，可以最大程度地实现穿龈轮廓的复制。

二、个性化桩核修复的口内数字印模

在口腔修复临床工作中，桩核修复是非常常见的。通常情况下，预成纤维桩即可取得很好的治疗效果；但对于一些根管锥度过大的前牙，在需要桩核冠修复时，应用预成纤维桩需要采用多根辅桩，操作难度较大、成本较高，操作不当的话修复效果会受到直接影响；而金属铸造桩核的弹性模量又远大于牙本质，易造成应力集中，且颜色较深需要遮色。

此时，个性化CAD/CAM一体化纤维桩成为目前可行的一种很好的选择，其制作前提就需要制取桩道的印模，最理想的技术流程就是直接对桩道制取数字印模。

然而桩道深入牙根深处，对于口扫设备的扫描深度要求非常高，目前大部分口扫设备直接口内扫描桩道的数字印模仍然比较困难。较为常见的技术流程是首先制取桩核的物理印模，再进行口外扫描获取数据，而这令整个技术流程变得比较烦琐，也增加了误差的可能(图5-8，图5-9)。

近年来，口扫设备的探测光源亮度、扫描深度、扫描景深都得到了长足发展。如今采用口扫制取桩道完整清晰的口内数字印模，并制作个性化纤维桩核也具有了可行性(图5-10～图5-13)。某些口扫的扫描深度可手动调节，在制取桩道的口内数字印模时，可以适当增大扫描深度；也有的口扫本身就有很大的扫描深度和扫描景深，无须手动调节。

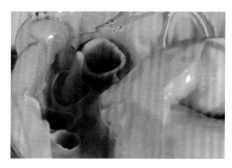 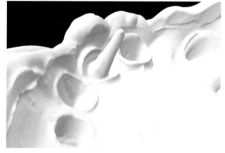

图5-8　桩核物理印模　　　　　图5-9　口外扫描获得桩核数据

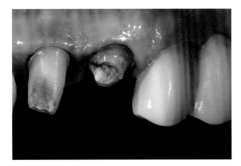

图 5-10　桩核预备体

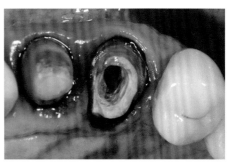

图 5-11　桩道锥度过大

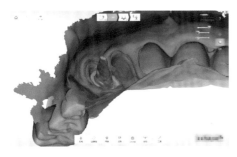

图 5-12　口内数字印模获得桩核数据

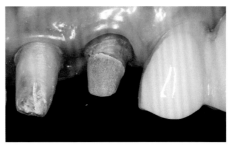

图 5-13　通过数字印模制作的个性化纤维
桩核

三、固定桥修复的口内数字印模

单牙修复最重要的是将每一个包括完成线或完成区域在内的预备体形态扫描清楚，需要复制穿龈轮廓时增加牙龈袖口的准确形态，便能完成良好的口内数字印模。固定桥修复不仅需要每一个预备体及必要时的牙龈袖口的清晰印模，还需要每个预备体之间的位置、角度关系准确，才能保证设计制作的修复体完全就位(图5-14，图5-15)。

口内数字印模制取时需要将扫描头从一个预备体经桥体区域的牙槽黏膜，移动至下一个预备体。牙槽黏膜表面光滑，特征点少，数据拼接难度增加，尤其下颌后牙区很容易受唾液润湿形成高反光表面。随着黏膜跨度增大及固定桥变长，口内数字印模的准确度会随之下降，三单位固定桥口内数字印模的准确性已经得到广泛的认可，但使用口内数字印模进行固定桥修复时不建议超过五单位。

制取固定桥修复体的口内数字印模时，建议先完成流畅的整体扫描，在桥体区域扫描过程中，注意尽可能在同一扫描视野内囊括缺牙区黏膜两侧的基牙，或者利用黏膜表面的特征性形态结构(如上颌牙腭侧存在的腭皱等解剖结

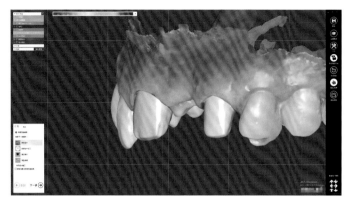

图 5-14　固定桥修复口内数字印模

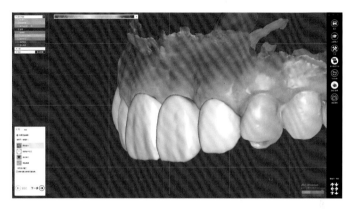

图 5-15　固定桥修复数字化设计

构),以保证印模数据之间可以精确拼接,最终保证各个预备体之间的相对位置准确;之后再针对预备体进行精确的细节扫描。如果完成线或完成区域容易被液体润湿,可以采用前面提到的"二次印模"方式,整体扫描后裁切完成线或完成区域,做好局部精细的排龈与隔湿后,补扫完成线或完成区域。

四、常规种植修复的口内数字印模

种植修复体的设计制作需要诸多步骤才能完成,各个步骤都不同程度地影响种植修复的成败,制取印模也是其中重要的步骤之一。种植修复的印模制取虽然与天然牙修复的印模制取有一定的相似之处,但和天然牙修复体相比,种植上部修复体制作对印模也有一些特殊的要求。

天然牙修复中,医师可以掌控预备体聚合度,技师在设计修复体时也可以选择最佳的就位道,预备体与修复体之间还会预留一定的粘接剂间隙,临床上相对容易达到修复体被动就位(passive fit)。

种植上部修复时,种植体修复接口的锥度、螺丝固位修复体或粘接固位修复基台的就位方向已经由骨结合完成的种植体所确定,无法改变;修复体通过螺丝刚性连接在种植体上,其宽容度非常小。若修复体只能勉强就位,而不能达到被动就位,种植修复的后果将是机械并发症频发,比如螺丝松动、变形、折断,基台折断,甚至种植体折断等等(图5-16)。

因此,种植修复的印模必须准确可靠地反映种植体的位置与角度,才可能制作出功能良好、美观耐用的种植修复体。种植修复的数字印模制取中也要重点考虑这些问题。

天然牙修复的数字印模中,医师和技师关注的是预备体线角是否圆钝、完成线或完成区域是否光滑连续、聚合度大小等各方面形态学的问题,但很少会担心预备体整体的位置变化或者角度旋转。

而种植修复数字印模采集的核心信息就是准确的种植体位置,它是由扫描杆推算得到的。扫描杆是数字印模制取时,通过旋紧的螺丝连接到种植体之上的装置(图5-17)。扫描杆是否完全就位、连接是否稳定可靠,是种植修复数字印模制取过程中需要特别关注的。

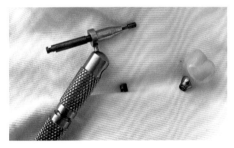
图 5-16　种植修复体基台、螺丝折断

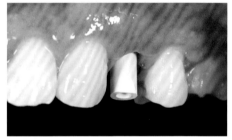
图 5-17　种植体上安装的扫描杆

大量的既往文献证实,种植单冠修复制取数字印模较物理印模在操作时间、学习曲线上有明显的优势,部分研究认为种植单冠修复数字印模的准确性也高于物理印模。《2022年中国大陆口腔用口内光学扫描系统应用现状调研与评测报告》也显示种植单冠修复是目前数字印模最主要的临床应用之一。

种植修复的口内扫描是通过扫描在种植体上连接的扫描杆,软件推算种植体位置。有些系统要求完全的扫描杆信息,有些系统原理上只需要扫描杆顶端的信息就能计算出种植体位置。为了数据计算准确,建议将扫描杆与牙列形成连续的三维图像,穿出牙龈部分尽可能360°连续完整(图5-18,图5-19),否则有些口扫软件可能会将游离的扫描杆顶部当作噪点自动删除,造成扫描过程困难或者出现计算不准确的问题。

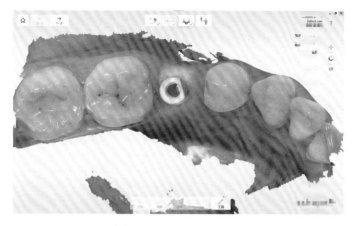

图 5-18　完整的扫描杆口内数字印模（殆面）

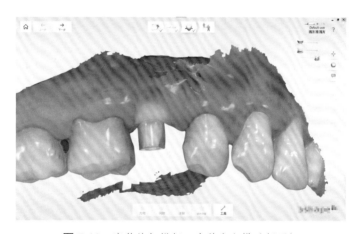

图 5-19　完整的扫描杆口内数字印模（颊面）

常规种植单冠(非美学区)修复需要制取的数字印模十分简便,通常仅需要四个扫描文件:工作颌牙列(包含种植体周围牙龈袖口大致形态、邻牙形态)、扫描杆、对颌牙、咬合信息。

临床实际操作中,待临床检查确认种植体及周围软硬组织满足修复条件后,即可取下愈合基台,扫描工作颌牙列,并在口扫软件中标记种植修复的牙位(图5-20);在软件中裁切种植体周围印模数据,避免对后续的扫描杆印模数据产生干扰,有些系统的软件需要手动裁切,有些系统的软件可以根据牙位标记实现自动裁切(图5-21,图5-22);术者在患者口内安装扫描杆,确认完全就位准确,适当旋紧螺丝,补扫种植体周围区域,完成扫描杆数字印模制取(图5-23);之后取下扫描杆,扫描对颌牙列以及咬合信息(图5-24,图5-25);最后重新安装愈合基台,就完成了数字印模的制取工作。

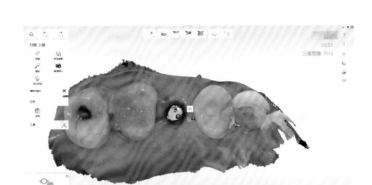

图 5-20 工作颌牙列、牙龈袖口数字印模

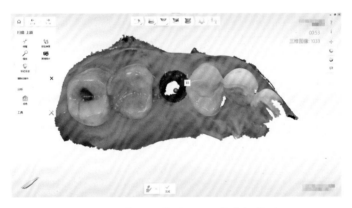

图 5-21 标记牙位后显示预计裁切范围

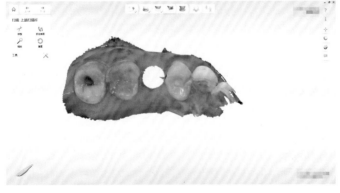

图 5-22 种植体周围裁切完成后的工作颌数字印模

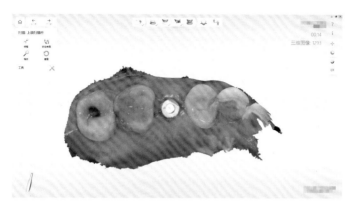

图 5-23　扫描杆补扫完成的数字印模

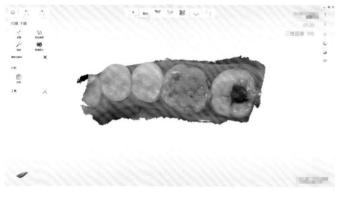

图 5-24　对颌数字印模

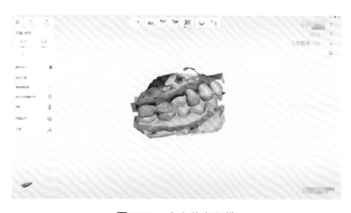

图 5-25　咬合数字印模

五、美学区种植过渡修复体的口内数字印模

（一）骨整合完成后口内扫描制作种植过渡修复体

美学区种植修复与常规种植修复相比较,最大的特点是个性化处理穿龈轮廓(emergence profile)。广义的穿龈轮廓是指修复体龈下部分的轮廓。种植上部修复体的穿龈部分特指从种植体平台至龈缘位置这段穿过牙龈袖口的结构,其形态称为穿龈轮廓。该形态与牙龈袖口形态保持一致。种植体周围的软组织与修复体的穿龈部分形成软组织封闭,减少致病微生物对种植体周围软硬组织的侵袭,保证种植体周围的组织健康。

每一颗牙齿周围的软组织形态都有特异之处,为了使美学区种植修复体周围的软组织形态与整个牙列的其他牙齿协调,其穿龈轮廓都应该是个性化的。在周围软硬组织完全愈合后,如果种植体上部安装的不是过渡修复体而只是常规的愈合基台,牙龈袖口形态则与愈合基台形态相近,即使软组织量充足也不会是与天然牙列形态协调的软组织形态(图5-26)。这种情况下,工作颌数字印模中可以看出该牙龈袖口龈缘位置呈圆形,而不是天然牙龈缘的圆三角形(图5-27)。为了获得最佳的美学效果,应该将此时的数字印模转给技师,请技师以理想龈缘作为目标,设计过渡修复体穿龈轮廓(图5-28)。

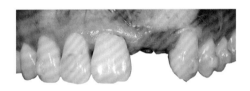

图 5-26　用愈合基台无法形成种植体周围软组织协调的形态

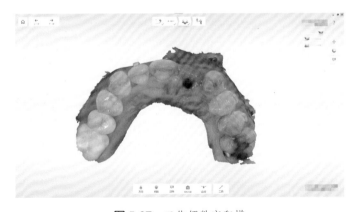

图 5-27　工作颌数字印模

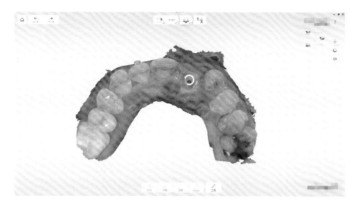

图 5-28 扫描杆数字印模

一般将软组织边缘至边缘根方 1mm 的穿龈轮廓关键区设计为略凸形态以支撑龈缘，边缘根方 1mm 至种植体平台的次关键区设计为微凹形态，以提供更多的软组织生长空间（图 5-29，图 5-30）。临床戴入设计制作良好的过渡修复体后，种植体周围软组织会立即发生变化（图 5-31），并逐渐成熟稳定直至与对侧基本对称、形态协调。

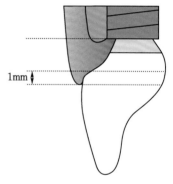

图 5-29 穿龈轮廓设计示意图

（二）种植手术后即刻口内扫描制作过渡修复体

种植手术后如果种植体具有足够的初期稳定性，种植位点具有充足的软硬组织，则可以考虑开展即刻过渡修复。

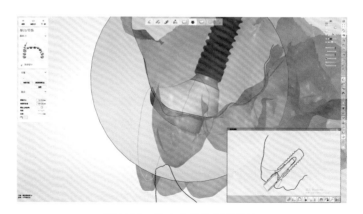

图 5-30 数字化设计穿龈轮廓

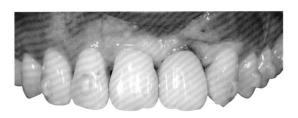

图 5-31　过渡修复体戴入即刻

　　对于一些即刻种植病例,如果术前术区软硬组织轮廓良好,经过微创拔牙、精确植入后的种植位点,可以参考术前数字印模中的龈缘位置,设计过渡修复体的穿龈轮廓,以获得种植修复体周围软硬组织的维持和稳定,达到最佳的美学效果(图 5-32 ~ 图 5-35)。

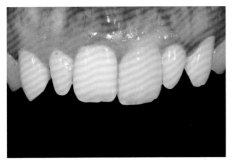

图 5-32　左上颌中切牙根折拔除前

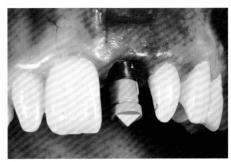

图 5-33　术中即刻制取口内数字印模

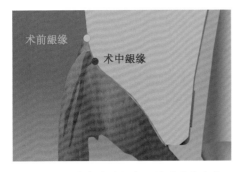

图 5-34　参考术前龈缘设计过渡修复体

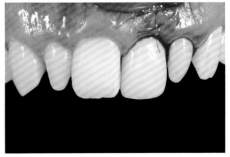

图 5-35　戴入过渡修复体

　　也有些临床情况,术前种植位点的软硬组织轮廓并不理想,植入后并没有良好的牙龈袖口形态。制取数字印模时种植体周围的软组织可能是切开翻瓣缝合后或者还未缝合的状态,缺乏形态良好的牙龈袖口(图 5-36)。

　　如果只是简单的种植体植入手术,技师可以参考理想龈缘位置设计过渡

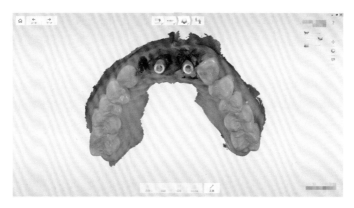

图 5-36　种植即刻过渡修复口内的数字印模

修复体的穿龈轮廓,利用过渡修复体来引导软硬组织塑形;如果进行了同期的软硬组织增量处理,则一般建议给软硬组织预留出相对充分的生长、稳定空间,后期再进行进一步的软组织塑形处理。总之,在这类情况下,制取印模时种植位点自身的牙龈袖口并非关键信息,需要的是种植体位置与角度、邻牙信息、对颌牙信息,而穿龈区域则由技师根据临床需要、根据邻近牙齿的美学信息进行合理的设计。

六、复制美学区种植过渡修复体穿龈轮廓的口内数字印模

美学区种植修复体周围的软组织经过过渡修复体塑形,可以得到美观效果可接受的形态,这些形态都是个性化的(图5-37)。永久修复体制作时应复制过渡修复体的穿龈轮廓(图5-38),才能在更换永久修复体后保持过渡修复体塑形得到的美观的软组织形态。

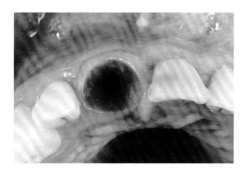

图 5-37　美学区种植体周围个性化的牙龈袖口

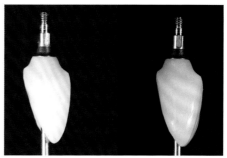

图 5-38　永久修复体(右)穿龈轮廓复制了过渡修复体(左)穿龈轮廓

　　过渡修复体的穿龈部分与周围软组织是紧密贴合的,具有相同的形态。因此,理论上,通过准确的牙龈袖口印模就能复制过渡修复体的穿龈轮廓。但是当失去支撑后,种植体周围牙龈袖口会逐渐收缩、塌陷,较长时间后牙龈袖口形态有可能发生明显改变。Nissan等的研究提示,种植体周围牙龈袖口龈缘处的直径,从取下愈合基台之后20秒开始明显变小,至60秒时平均缩小超过1mm。

　　牙龈袖口的形态改变是渐进式的,失去支撑后短时间内形态变化较小。2018年,Duran等研究了取下过渡修复体10秒之内种植体周围牙龈袖口的变化,其结果显示龈缘位置颊舌向袖口直径仅平均减小了0.24mm,龈缘顶点高度平均降低了0.17mm。于海洋教授团队报道,取下过渡修复体12秒后,种植体唇侧牙龈塌陷不足0.2mm。本团队关于牙龈袖口形态变化的研究也显示了类似的结果。

　　根据既往研究的结果,可以认为取下过渡修复体或者愈合基台短时间内(<10秒)牙龈袖口的变化是临床可以接受的。采用"补扫"的方式,软组织成像良好的口扫完全能够做到10秒之内完成牙龈袖口形态扫描。

　　方法一——快速补扫牙龈袖口:待过渡修复体将软组织塑形成熟后,美学区种植修复便可以进行永久修复体数字印模制取。建议先戴着过渡修复体进行整体牙列扫描,可以将此数字印模设置为预制备件(图5-39),然后标记种植体所在牙位,软件自动裁切过渡修复体,作为待完成的工作颌牙列数字印模。在患者口内取下过渡修复体后,第一时间快速补扫种植体周围软组织形态,完成工作颌牙列数字印模制取,这一时间需要越短越好,尽量控制在10秒以内完成(图5-40),然后再按照常规方式进行扫描杆、对颌信息、咬合信息的扫描(图5-41~图5-43)。

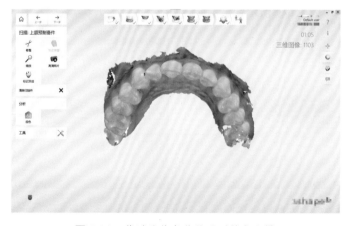

图 5-39　戴过渡修复体的牙列数字印模

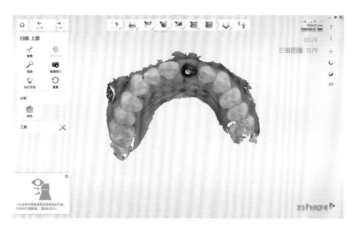

图 5-40 工作颌牙列数字印模

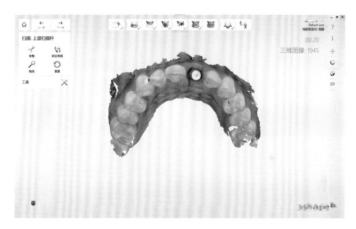

图 5-41 扫描杆数字印模

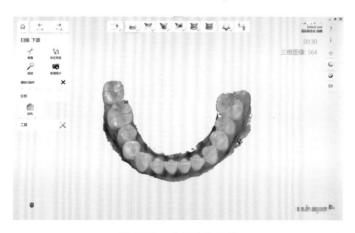

图 5-42 对颌数字印模

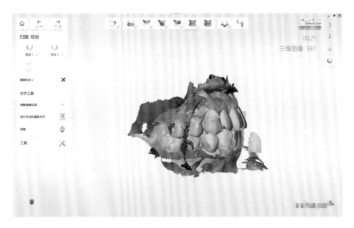

图 5-43 咬合扫描完成

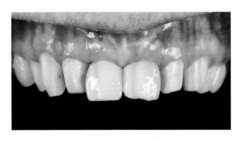

图 5-44 过渡修复体完成软组织塑形后

技师根据此种方式制取的牙龈袖口数字印模,可以基本准确地复制过渡修复体的穿龈轮廓,永久修复体戴牙时也能得到良好的牙龈形态。

方法二——直接复制过渡修复体穿龈轮廓:数字化修复软件具有强大的复制功能,也可以直接扫描过渡修复体的穿龈轮廓,将其复制到永久修复体上。同样是待过渡修复体将软组织塑形完成后,进行永久修复体的数字印模制取(图5-44)。首先制取戴过渡修复体的牙列数字印模,作为预制备件(图5-45),取下过渡修复体,扫描工作颌牙列以及种植体周围软组织(图5-46)。接下来完成常规的扫描杆、对颌、咬合扫描(图5-47 ~ 图5-49)。

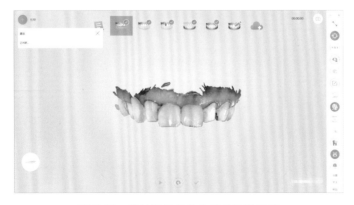

图 5-45 戴过渡修复体的牙列数字印模

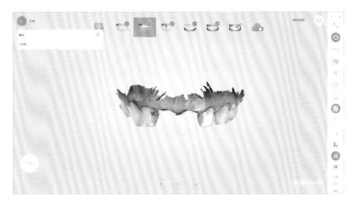

图 5-46 工作颌数字印模

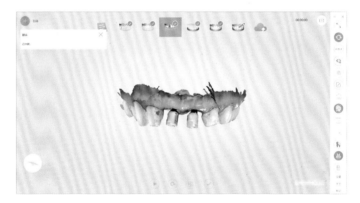

图 5-47 扫描杆数字印模

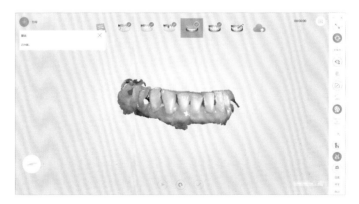

图 5-48 对颌数字印模

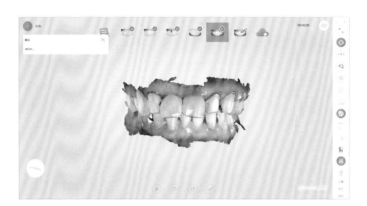

图 5-49 咬合扫描对齐后的数字印模

与前一种方法不同的是,最后将过渡修复体在口外单独进行扫描,获得完整清楚的牙冠及穿龈轮廓数字印模(图5-50,图5-51)。因为永久修复体的穿龈

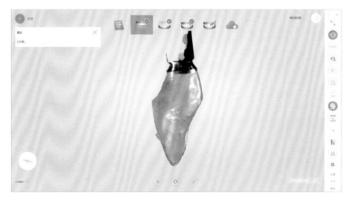

图 5-50 右上颌中切牙过渡修复体数字印模

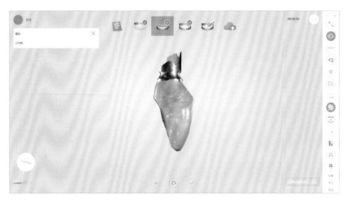

图 5-51 左上颌中切牙过渡修复体数字印模

轮廓是直接复制过渡修复体的穿龈轮廓,并不直接参考牙龈袖口形态,因此采用这种方式时即使牙龈袖口形态变化了,也不影响修复体制作。

将上述所有数字印模一并发送给技师,进行修复体设计与制作。技师可以将过渡修复体在口外单独扫描的数字印模与戴着过渡修复体的预制备件印模相匹配,这样在设计永久修复体穿龈轮廓时,便可清晰地看到过渡修复体的穿龈轮廓,从过渡修复体直接复制,照此设计(图5-52),得到穿龈轮廓形态与过渡修复体一致的永久修复体(图5-53)。

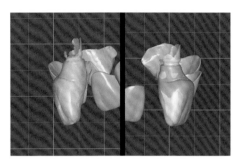 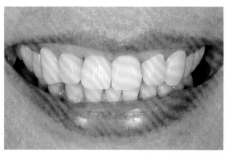

图 5-52　直接复制过渡修复体穿龈轮廓　　图 5-53　永久修复体戴牙软组织形态协调

七、种植固定桥的口内数字印模

种植固定桥修复的印模除了要求每个种植体形态、位置、角度的准确之外,同时要求不同种植体之间的相对位置、角度非常准确,才能保证固定桥修复体的被动就位。

制取种植固定桥的传统印模需要使用开窗+夹板固定的方式,操作比较复杂,临床用时比较长。如果采用牙线+流动树脂作为夹板,虽然临床操作比较方便,但容易发生松动;如果采用钢丝+成型塑料作为夹板,又会因为存在刺激性异味给患者带来不良的就医体验。

相比较而言,种植固定桥的口内数字印模是较为简便的印模方式,但是要注意因为桥体对应的牙槽嵴黏膜特征点较少,制取数字印模时容易发生数据拼接的误差,同天然牙固定桥一样,适合数字印模制取的种植固定桥也仅限于短桥体,种植长桥不建议使用口内数字印模。以两个种植体作为基牙、3～4单位、桥体较小的种植固定桥,建议可采用口内数字印模制作修复体(图5-54～图5-57)。

在进行这类扫描过程中,首先应制取戴有愈合基台的、相对完整牙列的印模,在桥体区域扫描时,尽量在同一扫描视野能够囊括桥体区域两端的种植体基台、天然牙,或者应尽量多地采集具有解剖形态特点的软组织区域,避免只扫描光滑、无解剖形态特征的软组织区域;之后以此印模为基础,再进行扫描杆的扫描,可分别从桥体两侧的天然牙开始,向扫描杆移动,以保证扫描杆和邻近天然牙之间的位置关系更加准确,获得更好的扫描精度,实现精确的扫描拼接,避免扫描误差。

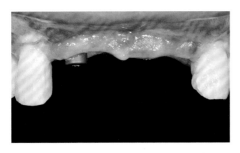

图 5-54 上颌前牙区种植固定桥修复前

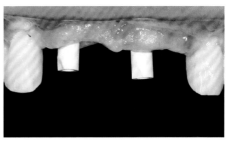

图 5-55 上颌前牙区种植体上安装扫描杆

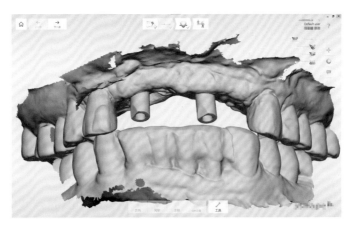

图 5-56 上颌前牙区种植固定桥修复数字印模

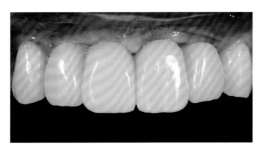

图 5-57 上颌前牙区种植固定桥修复后

八、全口种植固定修复的口内数字印模

目前大部分口扫无法做到跨越大范围口腔黏膜组织仍能具有足够的扫描精度,因此不能独立完成无牙颌种植修复的口内扫描,一般需要配合立体摄影测量技术。

立体摄影测量技术可以准确定位多颗种植体的位置、角度,是目前在全口种植桥架固定修复中定位种植体的常用方法。但该技术又无法直接获取软组织形态,因此还需要制取患者的口内数字印模,记录牙槽嵴的完整形态,为桥架组织面形态设计提供参考。

在扫描时种植体上安装的专用扫描杆也需要扫描完整,便于配准口内数字印模与立体摄影测量得到的种植体位置,进行全口种植修复体的设计(图5-58~图5-60)。

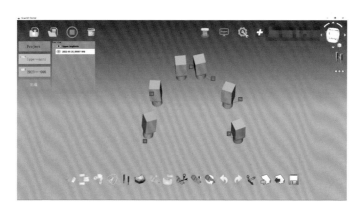

图 5-58　全口种植体立体摄影测量

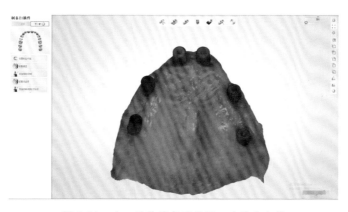

图 5-59　全口种植修复牙槽嵴口内数字印模

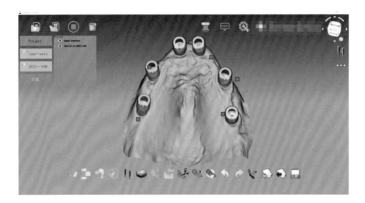

图 5-60 配准口内数字印模与立体摄影测量得到的种植体位置

目前已有最新的口内扫描设备宣称可以进行无牙颌种植修复的直接扫描,但还需要更多临床实践和研究的验证。

第六章　口内数字印模在口腔医学其他领域的应用

随着数字化口腔医学的深入发展,各种数据的深入融合,口内数字印模在虚拟病人、数字化引导手术、正畸、牙周、活动修复、科研等方面都有广泛的应用。

一、从数字化微笑设计到四维虚拟病人

美学区的治疗应当先有治疗完成后美学效果的设计,再参考此结果开展治疗工作,以此实现"以终为始"的治疗理念。数字化微笑设计(digital smile design, DSD)是目前口腔医学各方面相关治疗工作常用的术前设计流程。

借助数字化工具,运用口腔美学理念,虚拟调整牙齿排列、形态、颜色,进行微笑设计,可以比较准确地预测并直观地表达患者治疗后的美学效果,尤其是笑容的改善,有助于患者理解并接受治疗方案,是医患沟通的重要工具。

最简单的数字化微笑设计仅使用患者牙列照片与微笑照片,进行二维层面的设计。在DSD设计的早期阶段,这一步骤需要手工在各类电脑软件中进行,比如Photoshop、Keynote等,需要一定的软件操作技能;之后出现了很多专门用于DSD二维设计的软件系统,可以帮助医生相对便利地完成类似的操作(图6-1)。

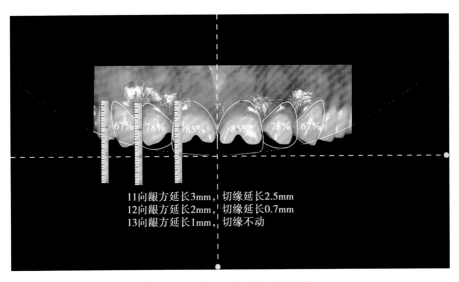

图 6-1 二维DSD给出的参考数据

目前很多口扫设备也都集成了DSD功能,临床医生可以将患者的面部微笑照片导入口扫软件,只需要简单的操作步骤就可以完成二维DSD设计,同时有的软件也能给出一些参考数据,成为更深入的三维设计的依据和目标。

软件研发更深入的一些系统,已经可以完成初步的人工智能二维DSD设计,也就是通过口扫软件上传患者照片,点击人工智能(artificial intelligence, AI)DSD设计功能,几十秒后就能看到治疗效果的初步美学预测(图6-2~

图6-5）。这些二维DSD信息可以很好地用于医患沟通,让患者提前感知治疗后预计可以达到的效果。

但是,由于照片拍摄视角不容易稳定、有可能出现偏差,不同角度拍摄的照片所呈现的牙齿形态不同,照片之间重叠容易发生不准确,这些问题是二维DSD最大的误差来源。而采用数字印模数据,可以进行三维角度的调整,选择最正确的角度进行分析、测量、设计,因此利用数字印模数据进行美学设计可以获得更加精确的设计效果;同时,数字印模数据是三维数据,应用数字印模数据进行的美学设计,可以自然地从二维设计提升为三维设计。

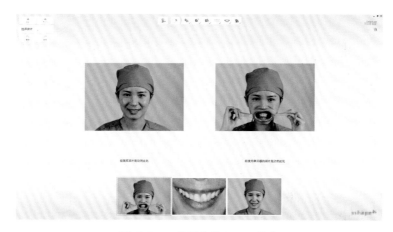

图 6-2　二维照片导入DSD软件

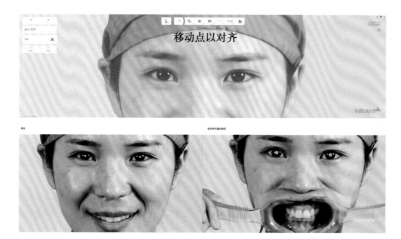

图 6-3　对齐照片

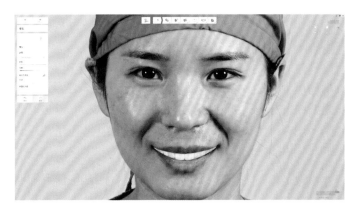

图 6-4 人工智能（AI）DSD效果

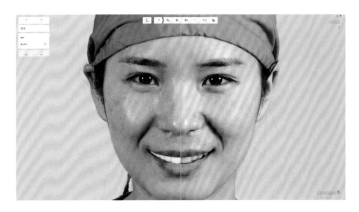

图 6-5 人工智能（AI）DSD效果（前后对比）

随着口内数字印模技术与面部扫描技术的快速发展，将数字印模与面部扫描数据精确匹配，在必要的情况下，还可以结合CBCT数据，在计算机软件中准确呈现患者的面部、牙齿、骨骼信息，构建三维虚拟患者，这已逐渐成为目前数字化口腔治疗的标准程序(图6-6～图6-9)；针对一些具有功能运动诊断和设计需求的患者，进一步融合运动面弓数据，还可以构建数字化信息更加完整的四维虚拟患者(图6-10，图6-11)。

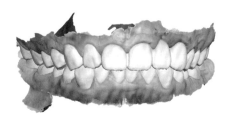

图 6-6 口内数字印模

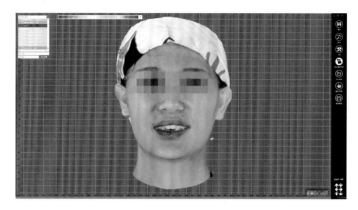

图 6-7　面扫信息

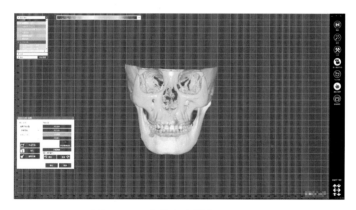

图 6-8　口内数字印模与CBCT匹配

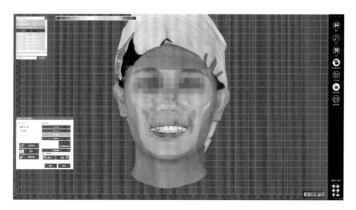

图 6-9　具有骨骼信息的三维虚拟患者

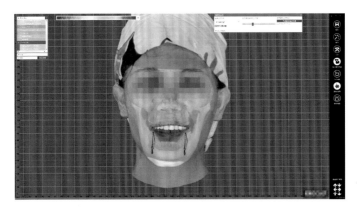

图 6-10　运动面弓信息

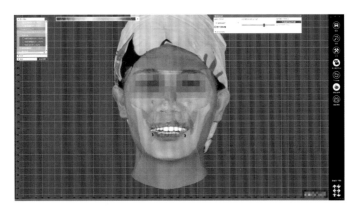

图 6-11　四维患者美学设计

　　面对虚拟患者,操作者可以结合面部美学信息、骨骼形态信息和牙齿排列形态信息,更准确地评估患者的中线、殆平面、切缘位置、龈缘位置、前牙突度、牙齿与颌骨之间相对位置关系等信息,并在牙列数字模型上行相关调整,进行三维DSD(图6-12～图6-15)。

　　比起二维DSD,三维DSD不仅更加准确,而且还具备更强大的物化能力。术者不仅可以获得数字化的诊断和设计信息,进行医患、医技沟通;还可以通过3D打印获得实体模型,包括治疗前状态、设计后状态等,可以用其进行更加直观的医患、医技沟通;在口内条件允许的情况下,更可以进一步利用设计后模型在患者口内制作诊断饰面等,令患者对美学设计有更直接的视觉感受和口唇感受。

　　在进行美学区种植导板或导航辅助配件设计时,也应该首先进行美学区种植设计,以美学设计的目标修复体为导向设计种植体位置,才可以获得满足最终修复需要的种植体位点和轴向;在设计阶段或者在种植体植入后,还可以复制其形态制作过渡修复体(图6-16～图6-18)。

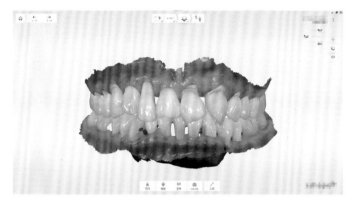

图 6-12　有前牙美学缺陷的数字印模

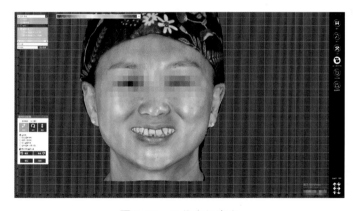

图 6-13　三维虚拟患者

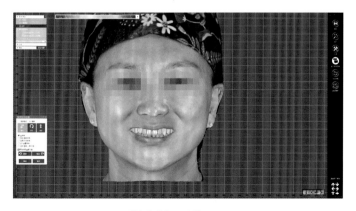

图 6-14　三维DSD

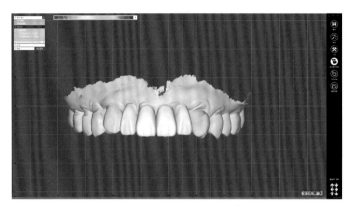

图 6-15 美学修复设计

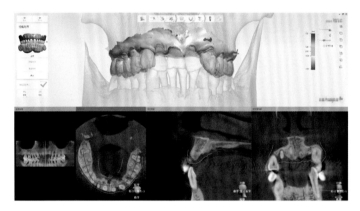

图 6-16 口内扫描数据和CBCT数据匹配

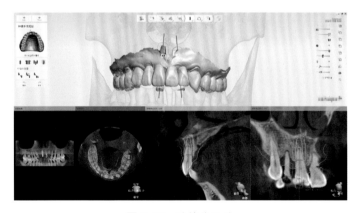

图 6-17 种植体设计

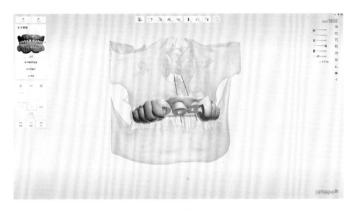

图 6-18　种植导板设计

二、数字化引导手术

数字化引导手术是将数字印模和CBCT数据相融合,进行手术目标设计、手术方案设计,并对手术过程进行数字化引导。

早期的数字化引导手术多采用间接数字印模,即传统印模灌制石膏模型后仓扫而得。随着口内数字印模技术的发展,只要操作得当,用口扫设备在患者口内直接制取的数字印模也完全能够满足数字化引导手术所需要的准确度。

数字化引导手术需要的口内数字印模主要包含准确、清晰的牙列和术区牙槽嵴黏膜。制取数字化引导手术的口内数字印模之前,操作者需要根据后期将要采取的数字化引导手术方式,明确种植导板的延伸范围,或者导航、机器人手术中参考板等辅助配件固位的范围,保证所需范围内牙齿形态完整、清晰,尤其是外形高点冠部以上的区域,要求扫描尽量完整,减少扫描缺陷,以利于加工出来的导板或者各类辅助配件的就位准确、同时具有适当的固位力;邻面倒凹过大的区域,如果对于导板和辅助配件的就位和固位没有明确影响,可以不必强求完整。

数字化种植导板是目前最常见也是最容易开展的一类数字化引导手术,不需要复杂、昂贵的设备。数字化导板手术可分为先锋钻导板、半程导板、全程导板几种类型,其中全程数字化种植导板引导手术的准确度最高。对于后牙区种植牙支持导板,一般需要向远中包括至少2个后牙(如果有)以及向近中延伸至对侧,保证导板呈L形,而不是线性,以增加其固位力和稳定性；前牙区种植牙支持导板则需要覆盖双侧第二前磨牙，获得良好的固位和稳定性，并包含一定的唇侧牙龈和/或牙槽黏膜，用于美学设计，指导种植设计。

黏膜支持式的全口种植导板制作前应保证扫描放射导板组织面与牙槽嵴非常贴合，一般扫描放射导板的组织面即可，不必制取患者口内数字印模。

数字化全程即刻种植即刻修复可以充分体现数字化治疗流程所带来的精确性和便利性，包括术前全数字化流程和术中全数字化流程两类。

术前全数字化治疗流程包括：临床检查评估患者情况符合种植和即刻修复适应证（图6-19），制取数字印模（图6-20），拍摄CBCT，利用这两组数据设计数字化种植导板（图6-21），以数字化种植导板中种植体的位置制作过渡修复体。手术时全程按照数字化导板引导手术程序，植入种植体（图6-22）；术前制作的过渡修复体经少量调改便可以顺利安装到种植体上（图6-23）。

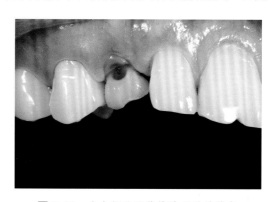

图 6-19　右上颌乳牙待拔除后种植修复

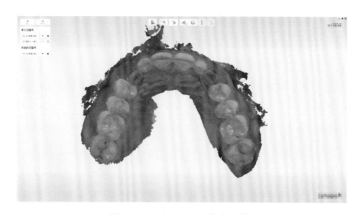

图 6-20　上颌口内数字印模

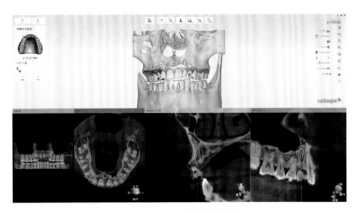

图 6-21　设计种植导板

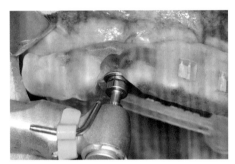

图 6-22　数字化导板引导下植入种植体

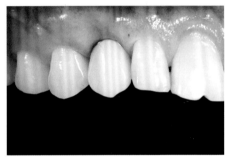

图 6-23　戴入术前制作的过渡修复体

　　术中全数字化治疗流程包括：临床检查评估患者情况符合种植和即刻修复适应证(图6-24)，制取数字印模(图6-25)，拍摄CBCT，利用这两个数据设计数字化种植导板(图6-26)，手术时全程按照数字化导板引导手术程序，植入种植体(图6-27)；种植体植入后即刻补扫扫描杆，参考术前设计制作过渡修复体(图6-28，图6-29)，精确安装到种植体上(图6-30)。

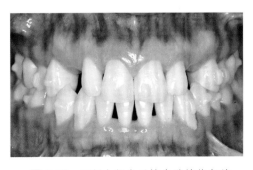

图 6-24　双侧上颌尖牙缺失种植修复前

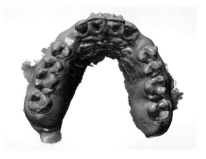

图 6-25　上颌口内数字印模

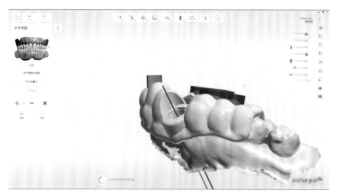

图 6-26 设计种植导板

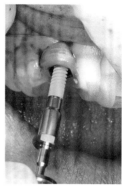

图 6-27 数字化导板
引导下植入种植体

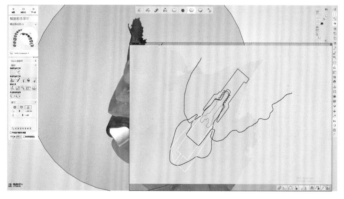

图 6-28 术中口扫设计过渡修复体

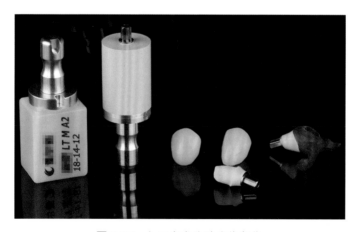

图 6-29 加工完成的过渡修复体

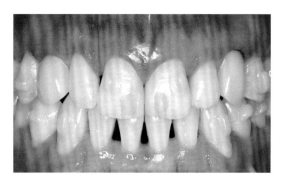

图 6-30　戴入即刻过渡修复体

　　数字化导航和机器人是另外两类数字化引导手术,都需要比较昂贵的设备;但它们都相对更灵活,术中如果有必要可以根据实际情况对引导手术方案进行调整。有些数字化导航系统或者机器人系统,术前拍摄CBCT时需要佩戴放射标志点,并以其为参考点进行配准,这一类数字化导航或者机器人系统理论上不需要数字印模;而另一些数字化导航或者机器人系统,是以牙列上的标志点作为参考点进行配准,这些数字化导航或者机器人系统则需要数字印模,且要求几乎全牙列范围准确、清晰的数字印模。只有范围足够大的印模,才能让参考点尽量分散,有利于提高匹配准确度,同时有利于各种辅助配件的准确就位和良好固位,以保证导航手术或者机器人手术的准确性。

　　种植手术机器人是目前最新的数字化引导种植手术方式,其高度准确的种植体植入利于实现种植后即刻戴入术前制作的过渡修复体。

　　采用机器人种植实现术前全数字化流程的即刻种植即刻修复的治疗过程包括:术前临床检查确定软硬组织条件满足即刻种植即刻修复适应证(图6-31),制取口内数字印模(图6-32),确定机器人引导种植手术方案(图6-33),并以此方案设计制作过渡义齿(图6-34);术中按计划在机器人引导下准确植入种植体(图6-35),软硬组织处理完成后戴入术前制作的过渡修复体(图6-36)。

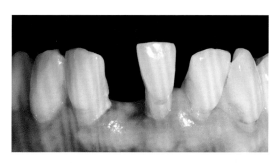

图 6-31　左下颌中切牙缺失,其余下颌切牙松动、移位待拔除

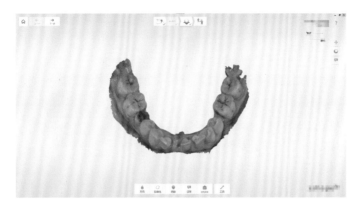

图 6-32 口内数字印模

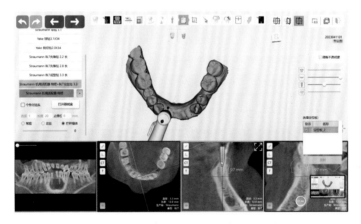

图 6-33 确定机器人引导种植手术方案

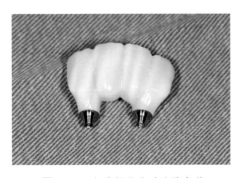

图 6-34 术前制作的过渡修复体

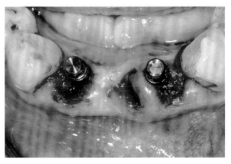

图 6-35 机器人引导下植入种植体

最初引入手术导板和导航等数字化引导手术的主要目的是增加种植手术的准确性,而在实现精确数字化引导之前,准确的口内扫描数据通常是非常重要的基础。

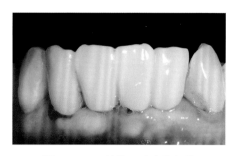

图 6-36 即刻戴入过渡修复体

在进行这些数字化引导手术中,所需数字印模的范围可以参照数字化种植导板手术或者数字化种植导航手术的要求,一方面是手术区域能够充分、完整地扫描清晰,另一方面是导板延伸的范围、辅助配件需要覆盖的范围扫描足够、清晰,以保证导板或者辅助配件的准确就位和稳定固位,确保数字化引导手术的精确性。

现在数字化引导手术的应用范围越来越广,已经越来越多地应用在更多的手术类型、更复杂的手术过程中,包括天然牙的牙冠延长手术(图6-37)、牙体牙髓治疗、根尖手术、自体骨截骨取骨、骨块移植等等。

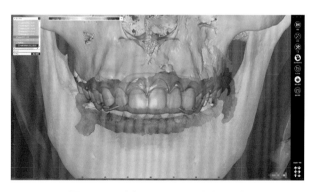

图 6-37 数字化牙冠延长导板设计

三、数字化正畸

作为数字化正畸的重要组成部分,口内数字印模已经十分广泛地应用在正畸治疗的各个环节当中。

(一)治疗资料的留存

正畸治疗的资料收集与保存是每位正畸医师都十分关注的方向,越来越多的医生和医疗机构选择使用口内数字印模来代替石膏模型进行病例资料的

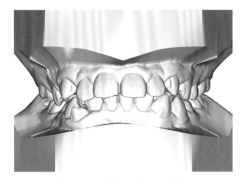

图 6-38 转换后的寄存模型

保存。相较于传统的石膏模型来说，口内数字印模具有易保存、易查看、易复制、不易损坏等多项优势，对于正畸医生的临床工作来说提供了极大的便捷，同时对于医疗机构的资料保存也减少了人力物力的需求。在临床实践过程当中，需要注意定期导出、保存、备份，来确保治疗资料的完善保管。治疗前后的数字化寄存模型(转换后的寄存模型)，扫描范围除了完整的牙列以外，还应该尽量向前庭沟底延伸，包含更多的牙槽嵴信息，最大程度还原石膏模型所能记录的口腔范围(图6-38)。

（二） 无托槽隐形矫治的应用

无托槽隐形矫治技术的临床应用已经越来越广泛，材料的生物力学特性以及全包裹式的施力特点，可为医生提供特有的设计思路和治疗路径。而因其美观性和舒适性，也在治疗群体中得到一定认可。

随着口内数字印模的不断普及和发展，无托槽隐形矫治的治疗流程也逐渐脱离对传统印模技术的依赖。从原先的取印模、邮寄、扫描、建模的步骤，逐渐优化至目前的口内扫描后直接形成数字化模型，使得隐形矫治的治疗设计周期有所缩短，同时直观地将口内情况展示在患者面前，极大提高了医患沟通效率(图6-39 ~ 图6-41)。

为了资料留存的完整性和实现矫治器包裹位置的良好设计，无托槽隐形矫治的口内数字印模需要包含少量牙龈，保证所有牙齿从𬌗面/切缘至龈缘都

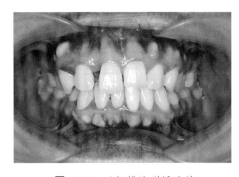

图 6-39 无托槽隐形矫治前

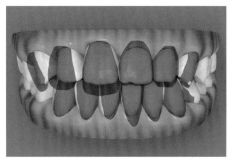

图 6-40 无托槽隐形矫治方案

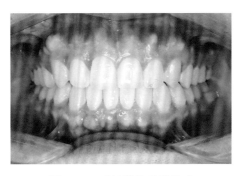

图 6-41 无托槽隐形矫治后

扫描清楚(图6-42)。包括殆面与唇、颊、舌、腭面,还有殆、唇、颊、舌、腭的外展隙,龈外展隙少量不完整是可以接受的。硬腭位置也需要扫描完整清晰(图6-43),当牙齿发生移动之后,这是位置相对稳定的结构,可以用来匹配前后数据,后期可以进行三维对比,进行临床效果的评估研究。

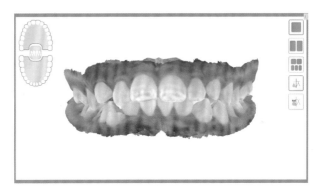

图 6-42 完整的隐形正畸口内数字印模(正面)

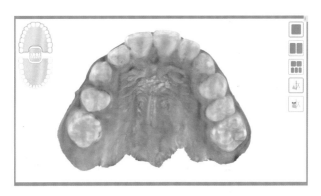

图 6-43 完整的隐形正畸口内数字印模(殆面)

　　依托于口内数字印模的精确度不断提高,三维模型对于牙齿的位置展现更加精准。在与CBCT结合匹配后,可以达到更加直观化的方案展示,辅助正畸医生在设计数字化治疗方案的过程中,提高设计效率和准确性(图6-44)。

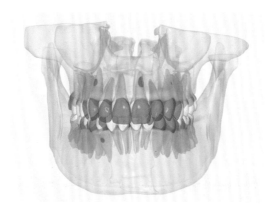

图 6-44　CBCT与口内数字印模匹配后显示牙根移动

　　在正畸治疗中,根据患者的牙齿移动情况,使用口内数字印模与相对应的治疗步骤上牙齿三维模型进行对比,可以辅助医生进行治疗中的牙齿移动跟踪,同时向患者展示移动进展,有利于提升患者依从性(图6-45)。

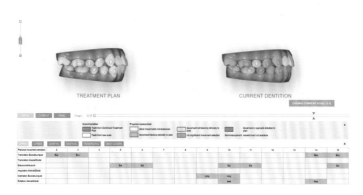

图 6-45　治疗跟踪

　　针对正畸治疗前及治疗中的患者,牙齿排列处于非正常的状态,倾斜或重叠的患牙可能需要多个角度才能扫描清晰,操作者移动扫描头时需要更加稳定,顺应形态异常的牙弓,尽量减少扫描中断。而正畸过程中常常会出现小于0.5mm的牙间隙,过小的间隙通过口内数字印模是很难获取近远中牙齿邻面形态的,因而无法判断间隙的准确大小,这时需要用间隙测量尺作为口内数字印模的补充,以保证数字化模型以及矫治器生产的准确性(图6-46,图6-47)。

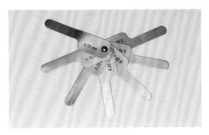

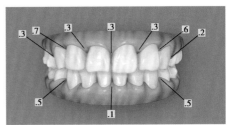

图 6-46 间隙测量尺　　　图 6-47 标注间隙的三维数字模型

四、牙周夹板式粘接桥

对于经过系统牙周治疗后仍存有一定牙齿松动度的牙周病患者,牙周夹板在某些情况下是一种适当的治疗形式;对于同时存在少量缺失牙位的患者,牙周夹板式粘接桥成为一种非常适合的修复形式。

制作牙周夹板式粘接桥,需要制取精确的印模。但是牙周病患者牙龈退缩明显,牙齿邻面倒凹大,传统印模制取时印模材料进入倒凹容易断裂,印模难以保证准确;同时,由于牙齿存在松动度,物理印模制取过程中牙齿容易出现移位,难以制取出位置准确的印模;另外,对于松动度较为明显的牙齿,制取物理印模的过程还存在牙齿脱落的风险。

在这种情况下,口内数字印模成为非常好的替代印模方案。口内数字印模是通过光学扫描,非接触式地获取印模,不影响牙齿位置的准确性,对于存在明显倒凹区的牙齿形态,也可以保证其形态的准确性,便于设计制作粘接夹板或者夹板式粘接桥,同时取模过程不会对牙齿施加力量、不会增加牙齿的松动度,相对更加安全(图6-48~图6-51)。

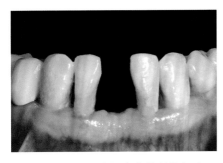

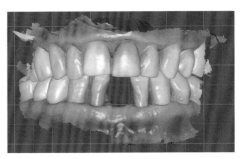

图 6-48 牙周夹板式粘接桥修复前　　　图 6-49 牙周夹板式粘接桥口内数字印模

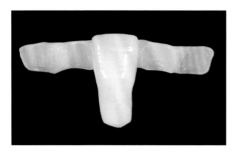

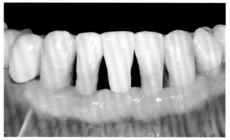

图 6-50   牙周夹板式粘接桥修复体   图 6-51   牙周夹板式粘接桥修复后

五、可摘局部义齿和全口义齿修复

除了常规的天然牙固定修复、种植固定修复之外,可摘局部义齿和全口义齿也逐渐被纳入数字化修复的范围。

口内数字印模直接用于 Kennedy Ⅲ类、Ⅳ类可摘局部义齿修复已有较多报道。只要缺牙间隙不是过大、跨黏膜区域不是过于广泛,采用口内数字印模技术完成 Kennedy Ⅲ类、Ⅳ类可摘局部义齿修复已经完全具备可行性。

但由于口内数字印模是解剖式印模,无法满足 Kennedy Ⅰ类和Ⅱ类可摘局部义齿以及全口义齿终印的要求;同时如果无牙的跨黏膜区域范围过大,数字印模的拼接准确性就可能存在比较大的问题。因此,针对 Kennedy Ⅰ类和Ⅱ类可摘局部义齿以及全口义齿,目前推荐的治疗流程仍然是制取物理印模后行模型扫描获取数字化印模信息,然后再进入数字化设计和加工流程。

另一种流程是首先利用牙列和/或牙槽嵴的口内数字印模(图6-52),通过3D打印或者切削方式,加工出可摘局部义齿或全口义齿的个别托盘,然后制取物理印模的终印。这样的操作流程有助于提高物理印模的准确性。

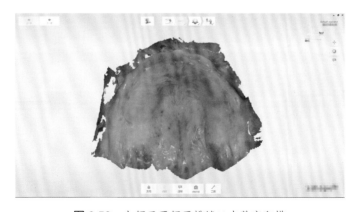

图 6-52   上颌无牙颌牙槽嵴口内数字印模

六、 科研价值

在软件中测量数字模型的尺寸,匹配不同模型后进行比较,获取相关的数据,进行科学研究,这些优势是数字印模所独有的。

比如测量牙龈组织的厚度,传统做法是局麻下扎入牙周探针或者根管锉进行测量,这些方式都是有创测量方式,会给患者带来创伤;单纯依赖CBCT数据进行软组织厚度测量,则准确性并不高。而匹配包含牙龈组织的数字印模和CBCT数据,在软件中就可以轻松、准确地测量软组织厚度。

匹配同一患者不同时间的数字印模,还可以检测牙齿磨耗变化、牙体预备量的大小、牙齿移动量、牙龈退缩量、软组织形态变化等,这些数据已经成为科研工作的重要基础素材。

第七章　口内数字印模技术的局限性与发展趋势

　　口内数字印模技术虽然已经发展得非常成熟，但也还有一些局限性：扫描湿润表面还有困难，小巧灵活的扫描头与单一大视场相互矛盾，拼接成像使得扫描范围越大累积的误差也越大，而且只能完成解剖式印模。

　　未来的口内数字印模系统一定会进一步增强扫描能力，丰富更多的功能，操作更加简便，与更多的数字化口腔医学数据相互整合，甚至针对某些临床问题会开发出基于其他原理的新系统。

一、口内数字印模技术的局限性

（一）润湿表面扫描困难

目前大部分口扫系统已经针对牙釉质、牙本质的半透明性有了专门的改善，在扫描前大部分设备已经不需要喷粉；针对金属表面高反光性也有相应的策略，口扫能够直接扫描金属修复体形态。

但是，当唾液、龈沟液、血液等液体覆盖在牙齿、牙龈袖口、扫描杆表面时，口内数字印模针对润湿表面的准确度就会明显下降，甚至不能获取被液体覆盖部位的信息。因此制取口内数字印模前常规需要良好的隔湿，制取过程中需要持续保持干燥，扫描操作的复杂性相应有所增加。

这个问题对于常规修复或者种植修复来讲是可以解决和规避的，但是对于手术过程中希望扫描牙槽骨等硬组织的轮廓，就会带来很大的困难。目前对于牙槽骨形态的判断常规是基于CBCT数据重建，实际上手术中可以直观地看到牙槽骨形态，此时如果可以通过数字印模获取则是更加直接、准确的数据。但由于手术中的骨面往往有血液浸润，无法保持干燥，因此目前想要完整、清晰地扫描牙槽骨非常困难(图7-1)。

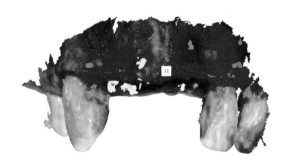

图 7-1　术中扫描牙槽骨

虽然目前的临床治疗还未经常需要用到牙槽骨的数字印模数据，但这也限制了口内数字印模在牙槽骨形态方面的科研应用。

（二）大视场与灵活性之间的矛盾

口内数字印模是通过拼接大量的多视场三维数据，来获得相对完整的牙列、黏膜形态和颜色信息。口腔内狭小的操作空间使得口扫系统需要一个小巧灵活的扫描头，而小扫描头会导致其光学系统的单视野视场较小；单一视场范围越小，拼接次数越多，拼接难度也越大，导致获取准确数字印模越困难。

相比较而言,大视场范围获取数字印模效率更高、拼接难度更小,获取准确数字印模难度更小,但这又会导致扫描头尺寸加大,会加重患者的不适感,特别是对于开口度较小或者颊部软组织肥厚的患者,其后牙区域尤其是第二磨牙的扫描会比较困难。

因此,扫描头的大小需要与取像范围、取像深度、取像速度、软件响应速度等扫描能力之间相互协调,找到相对合理的匹配状态。

(三) 拼接成像

即使目前的口扫拼接不同视场三维数据误差已经控制得很小,但随着拼接数量的增大,累计误差依然不可忽视,因此全牙列口内数字印模的准确性还未得到与硅橡胶和聚醚印模同等的认可。

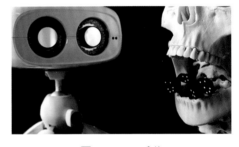

另外,不同视场的三维数据在拼接时,需要足够的重复特征点,才能保证拼接的准确性。而光滑的黏膜缺乏特征点,跨越较大范围黏膜扫描的误差较大,限制了口内数字印模在全口义齿修复和全口种植桥架修复种植体定位中的应用。

图 7-2 PIC 系统

全口种植桥架修复的种植体定位目前多采用立体摄影测量技术完成,国内常见的是 PIC(PiC Dental) 和 ICam 4D(Imetric 4D) 两套系统(图 7-2, 图 7-3)。立体摄影测量结果与口内数字印模合并才能作为全口种植桥架修复的印模。

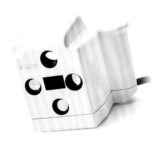

图 7-3 ICam 4D 系统

（四）解剖式印模

光学印模都是非接触的取像方式，得到的是解剖式印模，无法获得在有些情况下所需要的压力性印模；另外，光学印模目前也无法进行功能整塑，在远中游离缺失的可摘局部义齿修复和总义齿修复中，不能像个性化托盘制取的物理印模一样明确基托边缘位置。因此在需要制作选择性压力印模时，数字印模暂时还不能完全替代物理印模。这也是目前的口内数字印模无法完全支持全口义齿修复的另一个重要原因。

二、口内数字印模技术的发展趋势

（一）扫描能力的提高

光学探测装置本身已经能达到数微米级甚至更高的精准程度，已有大量研究证实，五个单位以下的固定修复口扫的精确度与传统印模相近。很多模型研究的结果表明，口扫制取全口种植数字印模已经可以达到较高的准确度。Tohme H等在无牙颌4枚种植体的参考模型上使用口扫，获得的种植体位置及角度的准确度甚至稍高于夹板式开窗聚醚印模。Revilla-León M等在无牙颌6枚种植体模型上直接口扫准确度也接近于个性化金属夹板的传统印模。

然而，临床实际中由于湿润的软组织表面反光性强、特征较少，不利于数据拼接，给口内数字印模的制取带来很大的难度，口内数字印模直接确定全口种植体准确位置仍较为困难，需要立体摄影测量确定种植体位置。目前少数口扫能直接完成全口种植口内数字印模(图7-4)，但是口扫用于全口种植定位种植体还未得到广泛认可，在未来需要进一步提升口扫对黏膜的扫描和计算能力，或许有希望实现仅用口扫完成全口种植修复印模制取。

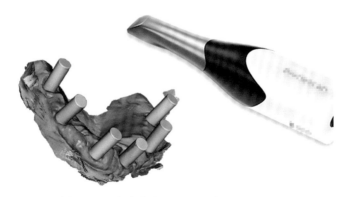

图 7-4　口扫直接完成全口种植口内数字印模

（二） 功能多样性发展

目前临床上常用口内数字扫描和面部扫描两种功能类似的设备，分别捕捉相关信息，再通过各种辅助装置的扫描、匹配方式进行坐标对齐，才能进行各种分析和设计工作，这个过程相对是比较烦琐的。

目前已经有口扫设备不仅能够制取口内数字印模，同时还可以对面部其他组织形态进行扫描，比如进行鼻唇部扫描，可以更简便地与面扫信息进行匹配对齐，可以更方便地辅助美学设计（图7-5）。

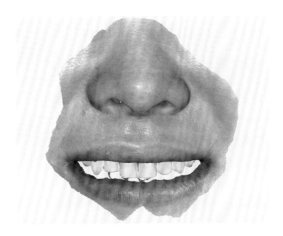

图 7-5 口扫进行鼻唇部扫描

随着扫描设备的扫描能力不断提高、软件算法的优化，希望未来的光学扫描设备可以做到功能多样性，最理想的是同一设备可以同时完成口扫和面扫，并且保证其在统一坐标系内，避免烦琐的匹配对齐环节，也保证其准确性。

另外，口内扫描设备在患者口腔内进行光学扫描时，所能记录的信息不限于牙齿、牙槽嵴三维形态。虽然不同口扫所得到的口内数字印模颜色真实性不同，但多数口扫都有颜色记录的能力，这相对于传统印模已经是一个巨大优势。

部分口扫还可以进行龋坏检查，帮助医生发现早期龋坏，或者评估龋病治疗和控制效果。未来的口内数字印模本身也可能发展成为多元化的数据，不再是单一的牙齿和牙槽嵴形态，可以采集多重数据满足更广泛的临床需求。当口内数字印模的颜色、细节更加准确之后，数字印模所呈现的状态即为医生临床所见的状态，加上医疗诊断相关的人工智能手段，计算机就可以辅助医生进行临床诊断甚至预后评估。

（三）操作便利性增加

随着数字化口腔医学教育的推进，数字化口腔医学相关技术与设备的发展，未来口内数字印模一定会越来越普及。由于它的无创、无辐射，患者对它的接受程度甚至会超过X线根尖片；而数字印模数据易于储存、读取、分析，与CBCT、面扫、下颌运动轨迹等其他的检查结果可以直接融合，对于医生来说也是非常便利的数据。未来的口腔临床对于口内数字印模的需求还会增加。这要求口内数字印模的操作便利性进一步增加，不仅是医生能制取口内数字印模，还要让护士、助理、技师、咨询师等口腔临床相关的所有具有一定口腔医学背景的从业人员都能安全、快速、准确地完成口内数字印模制取。

（四）多源数据整合

面对复杂临床问题时，口内数字印模目前可以与CBCT、面扫、下颌运动轨迹数据直接融合，构建四维虚拟患者。目前的数据融合方式还需要各种软件导入导出，数据相互多点匹配，操作还存在一定的复杂性。而且未来还可能加入患者三维立体录像进行全面的美学评估，或者加入肌电、咬合力等更多的咀嚼功能相关数据进行全面的功能评估。未来能够与口内数字印模融合的数据会更多，需要打破数字化口腔医学上下游数据之间的壁垒，构建高度开放、融合的数字化口腔医学生态，在计算机虚拟世界中真实地再现患者。

整合后的多源数据有更广阔的应用前景，可以用于大数据建设与分析，反向促进人工智能辅助诊断、CAD等技术的发展，对临床和科研都大有裨益。整合多源数据得到的虚拟患者，借助VR-AR及机器人技术，有望实现虚拟现实体验及远程诊疗或无人化诊疗。

（五）基于其他原理的口内数字印模

目前口内数字印模采用的光学系统仅扫描物体表面，且对窄深环境扫描能力还不够。超声可以超过表层组织提供深部结构的影像，Juliana Marotti等的研究就曾将超声用于龈下完成线预备体的印模。光学相干断层扫描具有无创、高分辨率、透照、实时成像的优点，将其用于根管内镜影像系统，可以观察根管细微结构。未来或许会有基于更多原理或特性的扫描，能够进行根管、种植体内等深部精细结构的成像，甚至在制取口内数字印模同时对深部组织结构进行扫描和分析，完成多个层面的立体数据。

参考文献

1. REVILLA-LEON M, FRAZIER K, DA COSTA J B, et al. Intraoral scanners: an American Dental Association Clinical Evaluators Panel survey. J Am Dent Assoc, 2021, 152(8): 669-670.

2. KRASTEV T, PAYER M, KRASTEV Z, et al. The utilisation of CAD/CAM technology amongst Austrian dentists: a pilot study. Int Dent J, 2023, 73(3): 430-434.

3. JODA T, LENHERR P, DEDEM P, et al. Time efficiency, difficulty, and operator's preference comparing digital and conventional implant impressions: a randomized controlled trial. Clinical Oral Implants Research, 2017, 28(10): 1318-1323.

4. YILMAZ H, AYDIN M N. Digital versus conventional impression method in children: comfort, preference and time. Int J Paediatr Dent, 2019, 29(6): 728-735.

5. RÓTH I, CZIGOLA A, JOÓS-KOVÁCS G L, et al. Learning curve of digital intraoral scanning-an in vivo study. BMC Oral Health, 2020, 20(1): 287.

6. LEE S J, GALLUCCI G O. Digital vs. conventional implant impressions: efficiency outcomes. Clin Oral Implants Res, 2013, 24(1): 111-115.

7. SAILER I, MÜHLEMANN S, FEHMER V, et al. Randomized controlled clinical trial of digital and conventional workflows for the fabrication of zirconia-ceramic fixed partial dentures. Part I: Time efficiency of complete-arch digital scans versus conventional impressions. J Prosthet Dent, 2019, 121(1): 69-75.

8. KONG L, LI Y, LIU Z. Digital versus conventional full-arch impressions in linear and 3D accuracy: a systematic review and meta-analysis of in vivo studies. Clinical Oral Investigations, 2022, 26(9): 5625-5642.

9. PADDOCK S W, ELICEIRI K W. Laser scanning confocal microscopy: history, applications, and related optical sectioning techniques. Methods in Molecular Biology, 2014, 1075: 9-47.

10. OH H S, LIM Y J, KIM B, et al. Influence of applied liquid-type scanning-aid material on the accuracy of the scanned image: an in vitro experiment. Materials, 2020, 13(9): 2034.

11. LIM J H, MANGAL U, NAM N E, et al. A comparison of accuracy of different dental restorative materials between intraoral scanning and conventional impression-taking: an in vitro study. Materials, 2021, 14(8): 2060-2072.

12. RUSSO L L, CARADONNA G, TROIANO G, et al. Three-dimensional differences between intraoral scans and conventional impressions of edentulous jaws: a clinical study. J Prosthet Dent, 2020, 123(2): 264-268.

13. ZHANG X Y, CAO Y, HU Z W, et al. Scanning accuracy of 10 intraoral scanners for single-crown and three-unit fixed denture preparations: an in vitro study. Chin J Dent Res, 2022, 25(3): 215-222.

14. NEDELCU R, OLSSON P, NYSTRÖM I, et al. Finish line distinctness and accuracy in 7 intraoral scanners versus conventional impression: an in vitro descriptive comparison. BMC Oral Health, 2018, 18(1): 27.

15. HADDADI Y, BAHRAMI G, ISIDOR F. Accuracy of crowns based on digital intraoral scanning compared to conventional impression-a split-mouth randomised clinical study. Clin Oral Investig, 2019, 23(11): 4043-4050.

16. REVILLA-LEON M, SUBRAMANIAN S G, ÖZCAN M.Clinical study of the influence of ambient light scanning conditions on the accuracy (trueness and precision) of an intraoral scanner. J Prosthodont, 2020, 29(2): 107-113.

17. MANISHA J, SRIVASTAVA G, DAS S S, et al. Accuracy of single-unit ceramic crown fabrication after digital versus conventional impressions: A systematic review and meta-analysis. J Indian Prosthodont Soc, 2023, 23(2): 105-111.

18. SU T S, SUN J. Comparison of marginal and internal fit of 3-unit ceramic fixed dental prostheses made with either a conventional or digital impression. Journal of Prosthetic Dentistry, 2016, 116(3): 362-367.

19. UEDA K, BEUER F, STIMMELMAYR M, et al. Fit of 4-unit FDPs from CoCr and zirconia after conventional and digital impressions. Clin Oral Investig, 2016, 20(2): 283-289.

20. KOULIVAND S, GHODSI S, SIADAT H, et al. A clinical comparison of digital and conventional impression techniques regarding finish line locations and impression time. J Esthet Restor Dent, 2020, 32(2): 236-243.

21. 曹悦，陈俊锴，赵一姣，等. 口内三维扫描技术临床应用精度的研究进展. 中华口腔医学杂志, 2020, 55(3): 5.

22. CHOCHLIDAKIS K M, PAPASPYRIDAKOS P, GEMINIANI A, et al. Digital versus conventional impressions for fixed prosthodontics: A systematic review and meta-analysis. J Prosthet Dent, 2016, 116(2): 184-190.

23. SCHEPKE U, MEIJER H J, KERDIJK W, et al. Digital versus analog complete arch impressions for single-unit premolar implant crowns: Operating time and

patient preference. J Prosthet Dent, 2015, 114(3): 403-406.

24. ENDER A, ZIMMERMANN M, ATTIN T, et al. In vivo precision of conventional and digital methods for obtaining quadrant dental impressions. Clin Oral Investig, 2016, 20(7): 1495-1504.

25. SU T S, SUN J. Comparison of repeatability between intraoral digital scanner and extraoral digital scanner: an in-vitro study. J Prosthodont, 2015, 59(4): 236-242.

26. SCHMIDT A, KLUSSMANN L, WSTMANN B, et al. Accuracy of digital and conventional full-arch impressions in patients: an update. J Clin Med, 2020, 9(3): 688.

27. GRANDE F, CELEGHIN G, GALLINARO F, et al. Comparison of the accuracy between full-arch digital scans and scannable impression materials: an in vitro study. Minerva Dent Oral Sci, 2023, 17 [2023-06-21]. https://pubmed.ncbi. nlm.nih.gov/37066893.DOI: 10.23736/S2724-6329.23.04766-6.

28. HUSEIN H A, MORAD M L, KANOUT S. Accuracy of conventional and digital methods of obtaining full-arch dental impression (in vitro study). Cureus, 2022, 14(9): e29055.

29. ZHANG Y J, SHI J Y, QIAN S J, et al. Accuracy of full-arch digital implant impressions taken using intraoral scanners and related variables: A systematic review. Int J Oral Implantol (Berl), 2021, 4(2): 157-179.

30. ALBANCHEZ-GONZÁLEZ M I, BRINKMANN J C, PELÁEZ-RICO J, et al. Accuracy of digital dental implants impression taking with intraoral scanners compared with conventional impression techniques: a systematic review of in vitro studies. Int J Environ Res Public Health, 2022, 19(4): 2026.

31. 曹悦, 陈俊锴, 邓珂慧, 等. 三款口内三维扫描仪获取无牙颌红膏初印模精度的对比评价. 北京大学学报(医学版), 2020, 052(001): 129-137.

32. GIMENEZ-GONZALEZ B, HASSAN B, ÖZCAN M, et al. An in vitro study of factors influencing the performance of digital intraoral impressions operating on active wavefront sampling technology with multiple implants in the edentulous maxilla. J Prosthodont, 2017, 26(8): 650-655.

33. MOTEL C, KIRCHNER E, ADLER W, et al. Impact of different scan bodies and scan strategies on the accuracy of digital implant impressions assessed with an intraoral scanner: an in vitro study. J Prosthodont, 2020, 29(4): 309-314.

34. ARCURI L, POZZI A, LIO F, et al. Influence of implant scanbody material, position and operator on the accuracy of digital impression for complete-arch: a randomized in vitro trial. J Prosthodont Res, 2020, (2): 128-136.

35. 奚祺, 陈晞, 展欣, 等. 高压蒸汽灭菌次数对数字化口内扫描系统扫描精度的影响. 中华口腔医学杂志, 2021, 56(5): 5.

36. SON K, LEE K B. Effect of finish line locations of tooth preparation on the accuracy of intraoral scanners. Int J Comput Dent, 2021, 24(1): 29-40.

37. 中华口腔医学会口腔修复学专业委员会. 椅旁计算机辅助设计与辅助制作全瓷修复技术指南. 中华口腔医学杂志, 2022, 57(10): 5.

38. REVELL G, SIMON B, MENNITO A, et al. Evaluation of complete-arch implant scanning with 5 different intraoral scanners in terms of trueness and operator experience. J Prosthet Dent, 2022, 128(4): 632-638.

39. 刘峰, 余涛. 美学区种植过渡修复体对种植体周围软组织的调控. 口腔颌面修复学杂志, 2022, 23(4): 7.

40. NISSAN J, ZENZIPER E, ROSNER O, et al. The effect of mucosal cuff shrinkage around dental implants during healing abutment replacement. J Oral Rehabil, 2015, 42(10): 774-778.

41. DURAN J C, AGUIRRE F, PINO R, et al. Dimensional variations in the soft tissue profile after removal of implant-supported fixed interim restorations: a pilot clinical study. Implant Dent, 2018, 27(1): 28-32.

42. LI J, CHEN Z, WANG M, et al. Dynamic changes of peri-implant soft tissue after interim restoration removal during a digital intraoral scan. J Prosthet Dent, 2019, 122(3): 288-294.

43. TOHME H, LAWAND G, CHMIELEWSKA M, et al. Comparison between stereophotogrammetric, digital, and conventional impression techniques in implant-supported fixed complete arch prostheses: An in vitro study. J Prosthet Dent, 2023, 129(2): 354-362

44. REVILLA-LEÓN M, ATT W, ÖZCAN M, et al. Comparison of conventional, photogrammetry, and intraoral scanning accuracy of complete-arch implant impression procedures evaluated with a coordinate measuring machine. The Journal of Prosthetic Dentistry, 2021, 125(3): 470-478.

45. BRATOS M, BERGIN J M, RUBENSTEIN J E, et al. Effect of simulated intraoral variables on the accuracy of a photogrammetric imaging technique for complete-arch implant prostheses. Journal of Prosthetic Dentistry, 2018, 120(2): 232-241.

46. MAROTTI J, BROECKMANN J, CHUEMBOU PEKAM F, et al. Impression of Subgingival Dental Preparation Can Be Taken with Ultrasound. Ultrasound Med Biol, 2019, 45(2): 558-567.

47. CHEN C, ZHANG W, LIANG Y. Evaluation of apical root defects during canal instrumentation with two different nickel-titanium (NiTi) systems by optical coherence tomography (OCT) scan. J Dent Sci, 2022, 17(2): 763-770.

71检